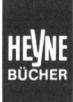

Dr. George T. Lewith
Sandra Horn

Schmerzfrei ohne Medikamente

Alternative Heilmethoden in der Schmerzbekämpfung

Deutsche Erstausgabe

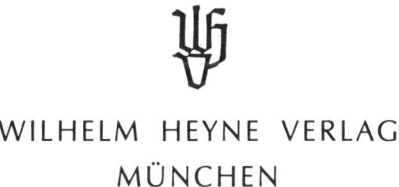

WILHELM HEYNE VERLAG
MÜNCHEN

HEYNE RATGEBER
08 / 9207

Die Fotos der TNS-Geräte stellte freundlicherweise die
Firma Bentronic GmbH, München, zur Verfügung.

Titel der Originalausgabe:
DRUG-FREE PAIN RELIEF
erschienen bei Thorsons Publishing Group, England

Aus dem Englischen übertragen von Dr. Josef Ilmberger

Inhalt

Einleitung

Dieses Buch gliedert sich in *drei Teile*. Der *erste* Teil wird Ihnen einige allgemeine Vorstellungen über Schmerz vermitteln, über seine Ursachen und die körperlichen sowie vor allem zentralnervösen Vorgänge, die Schmerz begleiten.

Im *zweiten* Teil werden zwei physikalische Methoden vorgestellt, die Sie bei der Behandlung Ihrer eigenen Schmerzen anwenden können. Die erste Methode ist die Akupressur, welche sich auf die Massage von Akupunkturpunkten mit den Händen stützt; die zweite Methode ist die transkutane Nervenstimulation (TNS); hierbei handelt es sich um die Reizung der relevanten Akupunkturpunkte mittels eines kleinen, preiswerten und batteriebetriebenen Reizgerätes.

Diese Methoden werden in ihrer Funktion detailliert beschrieben; es werden einfache, aber sehr genaue Anweisungen dazu gegeben, wie sie praktisch angewandt werden. Kapitel 6 enthält eine ausführliche Diskussion über einige häufige Formen von Schmerz, die mit Akupressur und TNS behandelt werden können; jeder Abschnitt über eine bestimmte Schmerzform ist mit genauen Anweisungen und Illustrationen zur besten Behandlungsform versehen. Kapitel 6 kann daher als Anleitung zur Behandlung benutzt werden. Es ist jedoch sehr wichtig, daß diejenigen unter den Lesern, die Akupressur oder TNS anwenden möchten, zunächst die Kapitel zur optimalen Anwendung dieser Methoden lesen, bevor sie jenes Kapitel studieren, welches die Behandlung einer bestimmten Schmerzart beschreibt. Akupressur und TNS sind als einfache und sichere Methoden zur Schmerzbefreiung aufgebaut. Wenn die Anweisungen befolgt werden, so besteht bei ihrer Durchführung keine Gefahr einer unerwünschten Wirkung oder eines Schadens.

Im *dritten* Teil wird eine Reihe psychologischer Vorgehensweisen gegen Schmerz behandelt. Diese Verfahren wirken nicht als solche schmerzmindernd, sondern sollen denjenigen, die an Schmerzen leiden, helfen, mit ihren Problemen besser fertig zu werden. Es werden verschiedene Techniken beschrieben; am Anfang stehen einführende Informationen, die Ihnen bei der Entscheidung für die Methode, welche am besten zu Ihnen paßt, helfen sollen. Auch hier gilt, daß jene, welche die psychologischen Methoden benutzen wollen, die Einführung in den dritten Teil mit entsprechender Sorgfalt lesen sollten, um eine Entscheidung für den besten Ansatz treffen zu können.

Akupressur, TNS und die beschriebenen Entspannungsmethoden können sowohl bei akuten wie chronischen Schmerzen eingesetzt werden. In manchen Fällen wird eine Kombination von physikalischen und psychologischen Methoden am wirkungsvollsten sein. Es liegt an Ihnen, den besten Behandlungsweg zu finden; oft ist es vernünftig, eine Kombination von Methoden in Erwägung zu ziehen, um die bestmöglichen Ergebnisse in der Schmerzbekämpfung zu erzielen.

Die Schmerzbehandlung mit Medikamenten wurde von uns mit Absicht nicht behandelt; wir konzentrierten uns auf die Anwendung sicherer, einfacher und natürlicher Methoden zur Schmerzlinderung. Unser Ziel war die Beschreibung von Methoden, welche die körpereigenen, natürlichen Heilkräfte auf physikalischer und psychologischer Ebene mobilisieren. Wir hoffen, daß Ihnen diese Methoden helfen können, wobei Ihnen bewußt sein sollte, daß es eine ganze Reihe von konventionellen Arzneimitteln und Verfahren (wie Injektionen oder Operationen) gibt, die wichtig und oft notwendig sind zur Kontrolle und Behandlung von Schmerzzuständen. Die Anwendung dieser konventionellen Verfahren muß im Hinblick auf Diagnose und Schmerzursache stets in Erwägung gezogen werden.

Sprechen Sie daher mit Ihrem Arzt, bevor Sie in diesem Buch geschilderte Methoden anwenden, um den optimalen Erfolg in der Schmerzbehandlung sicherzustellen. Ihrem Arzt wird es möglich sein, eine genaue Diagnostik Ihrer Schmerzen durchzuführen; er wird Ihnen sagen können, ob andere Methoden für Ihr spezielles Problem sinnvoller sind.

George Lewith und Sandra Horn

Southampton, 1987

Erster Teil

Was
ist Schmerz?

Jeder weiß aus eigener Erfahrung, was Schmerz ist. Ein aufgeschrammtes Schienbein, Nadelstiche, Zahnschmerzen, Muskelkrämpfe, Rückenschmerzen – all dies sind alltägliche Erfahrungen. Manche Schmerzen sind zweckdienlich. Es sind bohrende und unangenehme Empfindungen, die in uns den starken Wunsch erzeugen, sie zu beenden. Sie sind Symptome für eine Störung oder Krankheit. Sie können uns dazu veranlassen, rasche Vermeidungshandlungen durchzuführen, wie etwa das schnelle Wegziehen der Hand von einem heißen Eisen, oder unsere Aktivität zu verringern und auszuruhen, um die Genesung zu fördern; oder mit Hilfe eines Arztes, Zahnarztes oder Schmerzmittels Abhilfe zu schaffen. Diese Arten von Schmerz helfen uns dabei, unser Verhalten so anzupassen, daß wir die besten Überlebenschancen haben. Alle diese Schmerzarten teilen uns mit, daß unserem Körpergewebe Schaden droht und daß jetzt etwas geschehen muß. Der Schmerz ist eine unangenehme Erfahrung mit einer bedrohlichen Komponente; er treibt uns zum Handeln. Der Beginn von Schmerzen wird oft begleitet von einer Aktivierung des sympathischen Teils unseres Nervensystems. Diese Aktivierung führt zu Erscheinungen wie erhöhtem

Blutdruck, beschleunigtem Herzschlag und schneller Atmung, die Bestandteile des nervösen Alarmsystems sind. Auch dies dient dazu, uns auf eine schnelle Handlung zur Beseitigung der Schmerzen vorzubereiten.

Die emotionale Erregung, die Schmerz begleitet, trägt dazu bei, die Erfahrung fest im Gedächtnis zu verankern, so daß wir lernen können, die schmerzerzeugende Situation in Zukunft zu vermeiden. Sagt man einem Kind, etwas sei heiß und die Berührung würde weh tun, so wird es dadurch nicht lernen, Schmerz zu vermeiden; wenn es aber einen heißen Gegenstand einmal berührt und den Schmerz verspürt hat, wird es dergleichen wahrscheinlich nicht wieder tun.

Soweit ist dies eine angemessene Beschreibung von Schmerz. Akuter Schmerz ist ein Symptom einer Beschädigung von Körpergewebe. Dieses Modell kann jedoch einen ganzen Bereich anderer Arten von Schmerz nicht erklären. Es gibt Schmerzen ohne zugrunde liegende Verletzung oder Krankheit. Es gibt Schmerzen, die ursprünglich eine bekannte Ursache hatten, die aber auch nach Wegfallen dieser Ursache lange fortbestehen. Schmerz kann auch von nicht länger existierendem Gewebe ausgehen, wie dies manchmal nach Amputationen beschrieben wird. Es gibt ›Auslösezonen‹, bei deren Stimulation Schmerz in einer anderen Körperregion empfunden wird. Schmerz kann in einem Gebiet empfunden werden, während der Schaden in einem anderen liegt; dies ist der sogenannte ›ausstrahlende Schmerz‹. Diese Beobachtungen zeigen, daß es nicht immer eine feste Beziehung zwischen Verletzung und Schmerz gibt und daß Schmerz auch funktionslos sein kann. In solchen Fällen muß Schmerz als selbständiges Problem gesehen und behandelt werden.

Die Erforschung von Schmerz

Im Labor konnten eindeutige Beziehungen zwischen der Stärke einer Schmerzempfindung, z. B. eines elektrischen Schocks oder großer Druckeinwirkung auf die Haut, und dessen tatsächlicher physikalischer Stärke nachgewiesen werden. Nicht nur die empfundene Stärke des Schmerzreizes, sondern auch der Grad des Mißempfindens kann zu den bekannten physikalischen Eigenschaften des Reizes in Beziehung gesetzt werden. Im Alltag jedoch sind Schmerzerscheinungen komplizierter und verwirrender. Faktoren wie Gedächtnis, Situation und viele persönliche, soziale und kulturelle Größen beeinflussen und verändern die Schmerzerfahrung nachhaltig. Ein Fußballspieler, der in einer kritischen Phase des Spiels einen Tritt vor das Schienbein bekommt, mag wenig davon spüren. Eine ältere Person, die einen solchen Tritt abbekommt und stürzt, wird sehr viel mehr Schmerz empfinden.

Wir können Schmerz nicht direkt messen. Wir können ihn nur schätzen, basierend auf dem subjektiven Bericht dessen, der den Schmerz erlebt. Selbst wenn Skalen konstruiert werden, die der Stärke des Schmerzes eine Zahl zuordnen, hat diese Zahl keinen absoluten Wert. Sie sagt uns nur, wie stark die Person ihr Leiden einschätzt. Es wurden verschiedene Versuche unternommen, Schmerzskalen zu konstruieren. Eine visuelle Analogskala ermöglicht es dem Probanden, auf einer Linie, welche die Schmerzintensität von 0 bis 100 repräsentieren soll, die Stelle zu markieren, die der empfundenen Schmerzstärke angemessen ist.

Kein 0 | 100 Stärkster
Schmerz | Schmerz

Es gibt auch beschreibende Skalen:
»Kreuzen Sie die Beschreibung an, die dem Schmerz, den Sie jetzt empfinden, am genauesten entspricht!«
- Kein Schmerz
- Leichter Schmerz
- Mäßiger Schmerz
- Starker Schmerz
- Quälender Schmerz

Andere Skalen verbinden Schmerz mit bestimmten Funktionen, so daß der Proband angeben kann, wie stark der Schmerz Aktivitäten des täglichen Lebens, wie z. B. das Gehen, beeinflußt:
- Gehen bereitet mir keine Schmerzen.
- Gehen bereitet mir leichte Schmerzen.
- Gehen bereitet mir starke Schmerzen.
- Gehen ist wegen zu starker Schmerzen nicht möglich.

Es gibt auch Maße, die auf dem Bericht von Beobachtern basieren; so kann die Häufigkeit von z. B. Grimassenschneiden, Weinen oder Bitten um Medikamente aufgezeichnet werden. Dies sind äußerliche Zeichen von Unbehagen, dessen mutmaßliche Ursache Schmerz ist.

All diese Maße können eine Hilfe sein, um Schmerzen zu beurteilen; sie können in Krankenhäusern nützlich sein, um z. B. die Wirksamkeit neuer Medikamente oder Behandlungsformen zu bewerten. Da sie sich jedoch alle auf subjektive und/oder selbstbeobachtete Erlebnisse beziehen, können sie bestenfalls grobe Hinweise liefern, und sind sehr mit Problemen der Interpretation befrachtet.

Individuelle Unterschiede

Viele Faktoren können Selbstberichte und subjektives Erleben von Schmerz beeinflussen. Manche Menschen sind von Natur aus ängstlich und tendieren möglicherweise dazu, ihre Ängste auf die körperliche Gesundheit zu konzentrieren und durch Schmerzen stark beunruhigt zu sein. Andere sind über Schmerzen sehr besorgt, wenn es für diese keinen offensichtlichen Grund gibt, oder sie vermuten eine schlimme Ursache, etwa Krebs, die noch nicht entdeckt wurde. Für einige Menschen mag Schmerz eine ständige Erinnerung an ein unangenehmes Ereignis, z. B. einen Unfall sein, und ist damit für diese Menschen eng mit negativen Gefühlen und unglücklichen Erinnerungen verbunden, die das Schmerzempfinden verstärken. Wiederum andere Menschen sehen das Leben nur in schwarzen oder weißen Farben; etwas existiert entweder vollständig oder gar nicht. Alle diese Menschen beschreiben ihre Schmerzen möglicherweise als heftig und behindernd oder als große Qual. Auf der anderen Seite können Furcht, ein bestimmtes Temperament oder die Erziehung dazu führen, daß die Auswirkungen von Schmerz heruntergespielt und somit in der Schmerzskalierung nur niedrige Punktwerte angegeben werden. Bei der Schmerzschilderung werden manche Menschen ruhig oder sogar fröhlich, andere dagegen krank oder zurückgezogen erscheinen. Es ist unmöglich, zwischen all diesen Menschen sinnvolle Vergleiche anzustellen. Jeder Mensch hat seinen persönlichen Stil, und jeder Schmerz wird ganz individuell empfunden. Im besten Fall können wir das Schmerzerleben anderer Menschen annäherungsweise abschätzen, egal welche Methode wir dafür verwenden. Es ist oft sinnvoller, die Unterschiede zwischen Menschen zu untersuchen, als Gemeinsamkeiten aus Zahlen abzuleiten.

Andere Einflüsse

Gesellschaften, Kulturen und Familien zeigen hinsichtlich des Schmerzausdrucks bestimmte Haltungen, welche die Möglichkeiten eines Individuums, Schmerz zu zeigen oder zu beschreiben – oder vielleicht sogar zu fühlen – beeinflussen. Sätze wie »Große Jungen weinen nicht« oder »Man darf sich nicht gehenlassen« zeigen uns, was in unserem Verhalten für andere Menschen akzeptabel ist und was nicht. Wir verhalten uns dementsprechend, oder wir erleben Spott und Ablehnung. Solche Faktoren beeinflussen unser Verhalten sehr stark.

Auch die herrschenden Umstände können unser Verhalten verändern. Studien an Soldaten und Zivilpersonen mit postoperativen Schmerzen haben gezeigt, daß verwundete Soldaten, für welche die Operation eine Rückstellung vom Dienst und die Entlassung aus der Gefahr nach Hause bedeuteten, weniger Schmerzäußerungen zeigten und sie weniger Schmerzmittel benötigten als die Zivilpersonen, für welche die Operation keine solch positiven Konsequenzen hatte. Schmerz hatte für die beiden Gruppen also verschiedene Bedeutungen.

Angst kann die subjektive Schmerzerfahrung verstärken, aber extreme Angst kann sie auch völlig blockieren. Es wird von Menschen berichtet, die in einer Schlacht verwundet wurden und keinen Schmerz spürten, solange der Kampf andauerte. Erst außerhalb der Gefahrensituation setzte der Schmerz ein. Nach der Erzählung eines Forschers, der von einem Löwen angefallen wurde, sei sein Entsetzen so groß gewesen, daß er keinerlei Empfindungen gehabt habe, während der Löwe an seinem Körper zerrte. Gefühle können also die Schmerzwahrnehmung sehr stark beeinflussen.

Die Erwartung von Schmerz kann das Schmerzerleben verstärken. Kinder, die Schmerzreizen ausgesetzt sind, wie z. B. einem Kleidungswechsel bei verbrannter Haut, zeigen alle Anzeichen von Schmerz schon vor Beginn der Prozedur, weil sie den Schmerz voraussehen. In solchen Fällen findet keine Anpassung statt; jedes Mal steht am Beginn ängstliche Antizipation, und von Mal zu Mal scheint der Schmerz zuzunehmen.

Unser Schmerzerleben ist also individuell sehr verschieden. Es wird von vielen Faktoren bestimmt: der Art der Persönlichkeit, unserer Erziehung, unserem Zustand beim Einsetzen des Schmerzes, den vorausgehenden und begleitenden Umständen und unserem Wissen um die Schmerzfolgen. Schmerz ist jedem bekannt und doch ein individuell unvergleichbares Erlebnis. Er kann ein einfaches und erklärbares Signal für eine

Gewebsschädigung sein oder eine mysteriöse Erscheinung ohne nachweisbaren organischen Grund. Im letzteren Fall, und wenn der Schmerz chronisch oder immer wiederkehrend ist, kann er für den, der ihn erleidet, eine Quelle ständiger Belastung sein und zu verheerenden Langzeiteffekten führen.

Langzeiteffekte von chronischem Schmerz

Obwohl das Schmerzerleben über kurze oder mittlere Zeiträume individuell sehr verschieden ist, scheint chronischer Schmerz bei vielen Menschen zu ganz bestimmten Verhaltensmustern zu führen. Schmerz ist ein physischer und psychischer Stressor. Wie andere Streß erzeugende Ereignisse hält er den Menschen in einem Zustand ständiger Alarmbereitschaft und Erregung, welcher eine Reaktion auf das ihn begleitende Gefühl der Bedrohung darstellt. Dieser Zustand ist oft verbunden mit erhöhter Muskelanspannung und dem Gefühl der Angst und Reizbarkeit. Die Muskelanspannung kann am Ursprungsort des Schmerzes auftreten; sie ist oft eine instinktive Reaktion auf den Schmerz, um den Heilungsprozeß durch Ruhigstellung des verletzten Körperteils zu unterstützen und weiteren Schaden durch Bewegung zu vermeiden. Bei chronischem Schmerz jedoch wird diese Reaktion den Schmerz nur verstärken, und die betroffenen Muskeln werden steif und verspannt. Trotzdem ist diese Reaktion nur schwer zu unterbinden.

Die durch chronischen Schmerz verursachte Belastung kann schließlich zu Depressionen führen, wie dies auch bei anderen fortdauernden Zuständen von Angst und Kummer der Fall ist. Häufig sind bei Depressionen Schlafstörungen, Appetitlosigkeit und Antriebslosigkeit zu finden, und die Reizbarkeit wird von zunehmender Apathie begleitet, so daß nicht einmal das erhöhte Energieniveau bei einem Erregungsausbruch sinnvoll genutzt werden kann.

Eine weitere Folge von chronischem Schmerz, verwandt mit der Apathie, aber nicht mit ihr gleichzusetzen, ist die allmähliche Verringerung von Aktivität. Am Beginn steht oft ein Vermeiden der Tätigkeiten, die eine Schmerzverstärkung bedeuten, wie das Aufheben von Einkaufstüten oder das Gehen längerer Strecken. Das Problem besteht darin, daß damit die Verminderung von Aktivität nicht aufhört. Die Angst, Schmerz auszulösen, kann auf ähnliches Verhalten übergreifen, so daß jemand, der, möglicherweise mit gutem Grund, keine schweren Einkaufstüten mehr trägt, schließlich auch keine Töpfe und Pfannen mehr hebt und das Kochen und andere Tätigkeiten aufgibt. Viele Menschen empfinden beim Ausruhen eine Schmerzverringerung; da sie weniger aktiv sind, verlängern sie die Ruhezeiten. Nach wenigen Monaten verbringen manche schmerzleidenden Menschen fast den ganzen Tag im Bett oder auf dem Sofa, und ihre Aktivität hat sich auf ein Minimum reduziert. Solche Strategien machen jedoch Schmerz kaum beherrschbar. Die meisten dieser Menschen haben so starke Schmerzen wie zuvor, fürchten sich aber vor mehr Aktivität, weil das den Schmerz verschlimmern könnte. Sie sind in einer Falle gefangen.

Ein weiterer Aspekt von chronischem Schmerz und seiner Auswirkung auf das Verhalten ist die immer größer werdende Neigung, sich auf schmerzstillende Medikamente zu verlassen, wovon die meisten jedoch schnell ihre Wirksamkeit verlieren. Die Falle ist dieselbe wie bei der Aktivitätsverringerung und dem Ausruhen; die Medikamente helfen nicht mehr viel, werden aber aus Furcht vor einer Verstärkung der Schmerzen weiter genommen. Die Einnahme von starken Schmerzmitteln über längere Zeit ist bei chronischen Schmerzen oft nicht von Vorteil, zumal sie unangenehme Nebenwirkungen wie Verstopfung oder Bewußtseinstrübung haben. Manche Mittel erzeugen auch eine Abhängigkeit, so daß es bei einer schnellen Verringerung der Dosis zu Mißempfindungen kommt. Es fällt leichter, sie weiterhin einzunehmen.

Dieses Bild eines Menschen mit chronischen Schmerzen stimmt traurig: Er fühlt sich schlecht, ist wenig aktiv und von Schmerz gefangen, schluckt Tabletten. Wenn Schmerz das Leben in diesem Ausmaß beherrscht, sollte man über alternative Möglichkeiten, mit dem Schmerz fertig zu werden, nachdenken. Manche Menschen stoßen von alleine auf diese Möglichkeiten; sie geben nicht auf, und sie finden Wege, schmerzerzeugende Tätigkeiten zu umgehen. Allerdings ist nicht jeder in dieser glücklichen Lage. In diesem Buch wird eine Reihe von Schmerzbehandlungen beschrieben, die Schmerzpatienten helfen können, besser mit ihren Schmerzen umzugehen. *Keine davon sollte ohne Rücksprache mit einem Arzt angewandt werden, da der Schmerz von einer akuten Gewebsschädigung herrühren kann und ein medizinisches Eingreifen notwendig macht. Die hier genannten Behandlungen sind zum Einsatz bei solchen Schmer-*

zen gedacht, bei denen ein solches Eingreifen nicht angebracht ist – das bedeutet, daß eine gründliche Diagnostik durchgeführt wurde, oder zumindest daß eine organische Störung als Schmerzursache ausgeschlossen werden konnte. Niemand sollte versuchen Schmerzen zu behandeln, über die er nicht mit seinem Arzt gesprochen hat.

In diesem Buch werden zwei Arten von Methoden zur Schmerzkontrolle behandelt: physikalische und psychologische Methoden. Die physikalischen Methoden umfassen Akupressur, bei welcher auf bestimmte, von der traditionellen chinesischen Medizin beschriebene Akupunkturpunkte Druck ausgeübt wird, um Schmerz zu blockieren, und transkutane elektrische Nervenstimulation (TNS), bei welcher ein schwacher elektrischer Strom durch die Haut geschickt wird, der die Übertragung von Schmerzimpulsen im Nervensystem hemmen kann. Die psychologischen Methoden sind Entspannung, Meditation, autogenes Training und visuelle Vorstellung, die unsere natürlichen Fähigkeiten, über einige unserer Körperfunktionen Kontrolle auszuüben, ausnutzen; auf solchen Funktionen beruht auch die Schmerzwahrnehmung. Alle diese Methoden sind hinreichend beschrieben, so daß sie derjenige, der an Schmerzen leidet und darüber eine effektive Kontrolle gewinnen möchte, benutzen kann, wenn er mit seinem Arzt über die Sicherheit dieser Vorgehensweise gesprochen hat.

Verständnis der Schmerzursachen

Schmerz entsteht zunächst einmal dadurch, daß das Gehirn einen veränderten Zustand von Zellen im Körper als schädigend oder potentiell schädigend interpretiert. Meistens hat eine bestimmte Veränderung bereits stattgefunden, und das Gehirn signalisiert ›Schmerz‹, um eine Verschlimmerung zu vermeiden. Das Signal ›Schmerz‹ ist drängend und unangenehm, es treibt uns zu raschem Handeln, um die Situation zu ändern. So weit, so gut; wir wissen jedoch, daß manche anhaltenden Schmerzen mit diesem Modell nicht zu erklären sind. Warum spüren wir weiter Schmerz, wenn kein weiterer Schaden mehr stattfindet? Warum verheilt eine Operationsnarbe ohne Schmerzen und schmerzt erst später, wenn der Arzt sagt, die Operation sei ein voller Erfolg gewesen und die Narbe sei gut verheilt? Warum spüren wir den sogenannten ›Phantom‹-Schmerz in einem amputierten Körperglied? Warum schmerzt eine Gürtelrose noch monatelang, in schlimmen Fällen jahrelang, nachdem der Ausschlag abgeklungen ist? Warum dauern Rückenschmerzen an, obwohl die Untersuchungen und Röntgenaufnahmen nichts Anormales ergeben?

Fragen dieser Art sind es, welche Menschen mit lang anhaltenden Schmerzen beschäftigen, und diese Menschen brauchen Antworten, um nicht durch nutzlose Grübeleien aufgerieben zu werden.

Schmerzsignale

Im ganzen Körper empfangen Hunderttausende von sensorischen Nervenendigungen regelmäßig Informationen und leiten sie zum Gehirn weiter. Diejenigen Nervenendigungen, welche Informationen über Gewebeschädigungen übertragen, sind dünne Nervenfasern, die immer aktiv sind. Wenn ein schmerzhafter Reiz auftritt, erhöhen sie ihre Aktivität. Wahrscheinlich senden sie ständig Signale zum Gehirn, die besagen, daß alles in Ordnung ist. Wenn etwas nicht in Ordnung ist, wie bei einem Schnitt oder einer Entzündung, dann signalisieren sie ›Abweichung von normal‹, und das Gehirn kann dies als Schmerz interpretieren. Das Signal ›Abweichung‹ muß übertragen, empfangen *und* vom Gehirn interpretiert werden, bevor Schmerz empfunden wird; diese Wahrnehmung kann, wie wir gesehen haben, von vielen Faktoren beeinflußt werden.

Aus der Forschung gibt es Hinweise darauf, daß Nervenbahnen, die an der Übertragung schädlicher (schmerzhafter) Reize beteiligt sind, aufgrund der Stimulation länger andauernde Veränderungen zeigen. Ein Reiz, der zu einer erhöhten Aktivität in diesen Nerven führt, kann auch Veränderungen in benachbarten Nervenendigungen auslösen. Dies hat zur Folge, daß Nerven, die bislang ›Berührung‹ vermittelten, nunmehr ›Schmerz‹ signalisieren. Die Informationen, die aus diesem Gebiet zum Nervensystem übertragen werden, sind also in bedeutungsvoller Weise verändert, und dies kann ein Grund dafür sein, daß Schmerz verspürt wird, obwohl der ursprüngliche Reiz nicht mehr vorhanden ist. Es findet keine weitere Schädigung mehr statt, aber der auslösende Reiz hat im Nervensystem eine Veränderung mit länger anhaltenden Folgen bewirkt.

Es ergeben sich auch Langzeiteffekte bei einer Durchtrennung oder Beschädigung eines Nervs, etwa bei Dehnung oder Quetschung, so daß die Fasern innerhalb des Nervs voneinander getrennt werden. In diesem Fall sterben die Nervenfasern unterhalb der Schädigung ab. Die darüberliegenden Abschnitte, die noch mit ihren Zellkörpern verbunden sind, wachsen in das geschädigte Gebiet hinunter, verfehlen dabei jedoch möglicherweise ihr Zielgebiet. Die verworrenen Informationen, die diese neue Verteilung von Nervenfasern liefert, mag das Gehirn dazu verleiten, sie als Schmerz zu interpretieren, vielleicht weil das Signal eine ›Abweichung von normal‹, d. h. eine mögliche Schädigung darstellt.

Wenn durchtrennte Nerven nicht zu ihrem Ziel zurückwachsen können, wie bei einer Amputation, dann bilden sich an den Schnittstellen verknäulte Nervenbündel (Neurome), die eine Spontanaktivität zeigen; dies kann zum Empfinden ständiger Schmerzen führen.

In all diesen Fällen sind die Informationen, welche zum Nervensystem geleitet werden, in einer Weise verändert, welche die Wahrnehmung von Schmerz erzeugt, obwohl keine weitere Verletzung stattfindet. Der anfängliche schädliche Stimulus – Dehnung, Druck, Quetschung, Schnitt oder Reizung – ist nicht mehr von Bedeutung, aber der Schmerz, mit dem man fertig werden muß, bleibt. Manchmal kann der Schmerz erfolgreich bekämpft werden, indem die Nervenendigungen mit schwachen elektrischen Reizen überflutet werden (transkutane elektrische Nervenstimulation), die anstelle der Schmerzreize das Gehirn erreichen. Dieses wohlbekannte Prinzip, beruhend auf der ›Gate-control‹-Theorie, wird im nächsten Kapitel ausführlicher erläutert. In ähnlicher Weise können die Eingangsreize, die zum Zentralnervensystem gelangen, durch Akupressur und verwandte Methoden beeinflußt werden.

Zentrale Faktoren

Wie einige Merkmale der Eingangssignale von Nervenendigungen verändert werden können, um die Schmerzwahrnehmung zu blockieren, so können auch zentral (d. h. auf das Gehirn) wirkende Faktoren verändert werden. Die Schmerzempfindung kann durch Angst oder Streß verstärkt, durch Entspannung aber vermindert werden. Als Antwort auf Schmerz kann das Gehirn die Ausschüttung von körpereigenen Schmerzmitteln, den Endorphinen, veranlassen. Möglicherweise fördern auch Methoden wie Akupunktur, Entspannung, Meditation und Hypnose die Endorphinausschüttung. Bei erfolgreicher Anwendung dieser Methoden ergibt sich nicht nur Schmerzfreiheit, sondern ein Zustand allgemeinen Wohlbefindens; dies ist auf die morphiumähnliche Wirkungsweise der körpereigenen schmerzstillenden Mittel zurückzuführen. Die Anwendung solcher Methoden erschließt möglicherweise systematisch natürliche Mechanismen.

Der zweite wichtige zentrale Faktor, der bereits erwähnt wurde, ist Aufmerksamkeit. Schmerz zieht natürlicherweise die Aufmerksamkeit auf sich, weil er bedrohlich wirkt. Wird die Aufmerksamkeit abgelenkt, so wird die Schmerzempfindung geringer und verschwindet möglicherweise ganz. Auch dies ist die bewußte und systematische Nutzung einer natürlichen Eigenschaft. Wenn eine Schmerzempfindung vorhanden ist, aber keine Funktion und keine Bedeutung hat, dann gleicht sie einer falschen oder verstümmelten Nachricht, die laufend in ein Kommunikationssystem eindringt. Werden starke Medikamente eingenommen, um diese Nachricht zu unterdrücken, so ist möglicherweise das ganze System betroffen, ohne jedoch das falsche Signal völlig auszuschalten. Natürliche Methoden setzen dagegen direkt an den fehlerhaft funktionierenden Systemteilen an. Sie beeinträchtigen deshalb auch nicht die Gesamtfunktion des Nervensystems, und ihre Wirkungen können, wie oben gezeigt, von jenen, die sie anwenden wollen, nachvollzogen werden.

Das Verständnis von Schmerz und schmerzkontrollierenden Mechanismen kann für denjenigen, der an Schmerz leidet, nur von Vorteil sein. Verständnis ist ein notwendiger Teil von Kontrolle. Es vermindert auch die Furcht davor, daß etwas Negatives vorgehen *muß*. Wir wissen jetzt, daß ein Schaden oder eine Störung an bestimmten peripheren Nerven langanhaltenden Schmerz zur Folge haben kann und daß Schmerz manchmal eine Erinnerungsspur im Zentralnervensystem hinterläßt, welche die Schmerzwahrnehmung aufrechterhält, auch wenn der ursprüngliche Anlaß verschwunden ist. Dies ist Schmerz ohne Funktion.

Zusätzlich zu diesen Arten von Schmerz gibt es solche, die einen relativ geringfügigen organischen Hintergrund haben. Sie signalisieren nichts Negatives, auch keine fortschreitende Erkrankung. Kopfschmerz (wenn er kein Krankheitszeichen ist) liefert ein gutes Beispiel. Der Schmerz kann durch verhältnismäßig kleine Veränderungen des Drucks oder der Spannung in Blutgefäßen oder Muskeln hervorgerufen werden. Diese Schmerzen können sehr besorgniserregend sein, bis sie richtig diagnostiziert und erklärt werden. Die Besorgnis verschlimmert den Schmerz. Das Verständnis dessen, was vorgeht, genügt manchmal für sich allein, um den Schmerz erträglich und lenkbar zu machen.

Deshalb ist es immer sehr wichtig, daß Ihre Schmerzen diagnostiziert und Ihnen erklärt werden. Wenn Sie dann wissen, daß Ihre Schmerzen keine Funktion haben oder zumindest *kein* Symptom einer Krankheit oder Störung sind, die als solche behandelt werden müßte, so sind Sie in einer Situation, in der Sie Selbsthilfemethoden wie die hier beschriebenen in Erwägung ziehen können.

Zweiter Teil

Akupunktur und transkutane Nervenstimulation: eine Einführung

Die Entwicklung der chinesischen Medizin

Akupunktur oder ›Nadeleinstich‹ ist ein Ausdruck, der im frühen 17. Jahrhundert von Willem Ten Rhyne geprägt wurde, einem holländischen Arzt, der die japanische Stadt Nagasaki besuchte. Die Chinesen verwenden für Akupunktur das Zeichen ›Chen‹, welches wörtlich übersetzt ›Stechen mit einer Nadel‹ bedeutet. Die Akupunktur und die eng verwandte Methode der Akupressur lassen sich anhand von Aufzeichnungen 2000 Jahre lang zurückverfolgen, wobei manche Spezialisten aber der Überzeugung sind, daß diese Methoden in China auch schon viel früher angewandt wurden. Die Chinesen glauben, daß schon vor 4000 Jahren Steinmesser oder andere scharfkantige Werkzeuge dazu benutzt wurden, Abszesse zu öffnen und auszutrocknen; diese Werkzeuge wurden ›Bian‹-Steine genannt. Das Zeichen ›Bian‹ bedeutet die Benutzung eines scharfkantigen Steins zur Krankheitsbehandlung. Das moderne chinesische Zeichen ›Bi‹ beschreibt einen Schmerzzustand und leitet sich ziemlich sicher von der Verwendung von ›Bian‹-

Steinen bei schmerzhaften Beschwerden ab. Die Druckanwendung oder Akupressur an bestimmten Körperstellen hat wahrscheinlich eine sehr ähnliche Geschichte.

Die Ursprünge chinesischer Medizin sind komplex, und die Akupunktur bzw. Akupressur repräsentieren nur einen kleinen Teil in der Entwicklung dieses Systems. Die ersten Aufzeichnungen von Heilversuchen reichen zurück bis ins Jahr 1500 vor Christus; Schildkrötenmuscheln, die um diese Zeit datiert werden, fanden vermutlich in der Heilkunst Verwendung.

Die philosophische Grundlage der frühchinesischen Medizin schien die Suche nach Harmonie zwischen den Lebenden und deren toten Vorfahren bzw. zwischen guten und bösen Geistern, die die Erde bevölkerten, gewesen zu sein.

Der erste bekannte Akupunkturtext ist das Buch ›Nei Ching Su Wen‹. Es ist auch unter anderen Namen bekannt, z. B. ›Das klassische Buch der inneren Medizin des Gelben Kaisers‹ oder ›Kanon der Medizin‹. Der erste Teil des ›Nei Ching Su Wen‹ enthält eine Diskussion zwischen dem Gelben Kaiser Huang Ti und seinem Minister Ch'i Pai, welche den Rahmen traditioneller Gedanken der chinesischen Medizin aufzeigt. Die Urheberschaft am ›Nei Ching Su Wen‹ wird Huang Ti zugeschrieben, wobei allerdings Zweifel an seiner historischen Existenz und Unsicherheit über den wirklichen Verfasser bestehen. Das Buch ist wahrscheinlich ein Produkt mehrerer Autoren und scheint aus dem Zeitalter der Kämpfenden Königreiche (475–221 v. Chr.) zu stammen.

Ein westlich orientierter Arzt beobachtet die vor ihm liegenden Tatsachen und erklärt sie mit aktuellen wissenschaftlichen Theorien. Die chinesische Medizin hat ein wesentlich umfassenderes Weltbild, das aber schwierig zu rechtfertigen und fast nicht zu überprüfen ist. Ihre Ideen sind Teile eines größeren Systems, das auf einer von der westlichen Medizin verschiedenen Philosophie beruht; so sind z. B. das Konzept von Yin und Yang und die Zahl 5 zwei wichtige Faktoren in vielen Bereichen traditionellen Denkens in der chinesischen Wissenschaft.

Das Zeitalter der Kämpfenden Königreiche ist in der chinesischen Geschichte besonders interessant und hatte einen sehr großen Einfluß auf das chinesische Denken. In dieser Zeit entstanden zwei philosophische Hauptströmungen, der Taoismus und der Konfuzianismus. Der Konfuzianismus verteilte die Rollen von Fürst und Armen in der chinesischen Gesellschaft und erhob den Kaiser zu einem Gott. Das Ergebnis war ein feudales und totalitäres Regierungssystem, das heute noch in abgewandelter Form besteht.

Der Taoismus repräsentiert einen ganz anderen Denkansatz; Tao bedeutet wörtlich ›Weg‹, und die Philosophie des Taoismus beschreibt eine Methode, wie die Harmonie zwischen dem Menschen und der Welt einerseits und dieser Welt und dem Jenseits andererseits aufrechtzuerhalten ist. Nach der taoistischen Vorstellung von Gesundheit soll versucht werden, eine perfekte Harmonie zwischen den gegensätzlichen Kräften der natürlichen Welt – zwischen Yin und Yang – herzustellen, weil, so die Theorie, der einzige Weg zur Gesundheit darin besteht, sich diesen natürlichen Kräften anzupassen und Teil ihres Rhythmus zu werden. Diese Kräfte sind voneinander abhängig: Die Erde ist abhängig vom Regen, Regen ist abhängig vom Himmel, dieser wiederum kann nicht ohne Erde existieren. Die Idee einer einheitlichen Kraft, welche natürliche Ereignisse beherrscht, ist in weiten Bereichen chinesischen wissenschaftlichen Denkens von großer Bedeutung.

Auf den ersten Blick scheinen diese Vorstellungen für die Entwicklung einer medizinischen Lehre ohne Bedeutung zu sein. Im wesentlichen besteht das Gesundheitsideal in der vollkommenen Harmonie zwischen den Kräften Yin und Yang. Allerdings wird diese Ebene selten erreicht, und die meisten von uns befinden sich in einem Zustand veränderlicher Gesundheit: An einem Tag fühlen wir uns wohl, am nächsten Tag dagegen nicht. Jeder von uns zeigt diese Veränderlichkeit; sichtbare Krankheit entsteht aber nur dann, wenn die Veränderung eine irreversible Disharmonie zur Folge hat.

Schmerz ist in der traditionellen chinesischen Medizin ein Symptom der Disharmonie, und die Methoden, die sich mit dem Punktieren oder Massieren von Akupunkturpunkten befassen, sind (in traditioneller chinesischer Ausdrucksweise) dazu gedacht, Schmerz durch die Wiederherstellung der harmonischen Beziehungen im Körper zu lindern.

Akupunktur in der westlichen Welt

Wahrscheinlich wurde die Akupunktur im Westen bereits im 17. Jahrhundert eingesetzt, aber die erste dokumentierte Anwendung fand 1810 durch Dr. Berlioz an der Medizinischen Fakultät in Paris statt. Er behandelte eine junge Frau, die an Bauchschmerzen litt, und obwohl die Pariser Medizinische Fakultät dies als unseriöse Behandlungsform betrachtete, wandte Dr. Berlioz auch weiterhin die Akupunktur an.

Akupunktur und Akupressur sind auch für England nicht neu. Der erste bekannte Anwender von Akupunktur war John Churchill, der 1821 eine Reihe von Ergebnissen über die Akupunkturbehandlung bei Rheumatismus veröffentlichte. 1823 wurde die Akupunktur in der ersten Ausgabe der Zeitschrift ›Lancet‹ erwähnt, und 1824 begann Dr. Elliotson, ein Arzt an der Saint-Thomas-Klinik in London, mit dieser Behandlungsmethode. 1827 veröffentlichte er einen Aufsatz, in welchem er die Akupunkturbehandlung von 42 Rheumakranken beschrieb und zu dem Schluß gelangte, daß diese Behandlung ein effektiver Ansatz bei solchen Problemen sei.

Elektroakupunktur und transkutane Nervenstimulation (TNS)

In den fünfziger Jahren begannen die Chinesen mit der Produktion von elektrischen Reizgeräten, die es erlaubten, Stromimpulse geringer Stärke über paarweise angeordnete Akupunkturnadeln an die Haut zu leiten. Anfänglich wurden diese Reizgeräte zum Ersatz der Akupunkturnadeln bei langen Akupunkturnarkosen verwendet.

Der Gebrauch und die Wirkungsweise solcher elektrischen Reizgeräte wurde von vielen medizinischen Forschern genau untersucht. Wir wissen jetzt, daß Akupunktur, Akupressur und eine Vielzahl von Elektrostimulationsmethoden ihre schmerzlindernde Wirkung durch die Aktivierung bestimmter Nervenbahnen und chemischer Substanzen im Körper erzielen. Dies führte zu der Frage nach der Notwendigkeit von Nadeln; möglicherweise würde die Anwendung des elektrischen Stroms durch kleine stromleitende Elektrodenkissen in direktem Hautkontakt zu ähnlich wirkungsvollen Ergebnissen führen. In den späten sechziger und frühen siebziger Jahren wurden dann kleine, batteriebetriebene Geräte entwickelt, die den Namen transkutane Nervenstimulatoren (TNS) erhielten.

Das Gerät selbst ist ein tragbarer, batteriebetriebener Stimulator, der Rechteckimpulse mit geringer Amplitude erzeugt. Diese elektrischen Impulse werden über dünne Drähte zu Elektroden geleitet, die direkt auf die Haut gesetzt werden, oft an oder nahe an der schmerzenden Stelle. TNS-Geräte und ihre Wirkung werden später beschrieben.

Zwei verschiedene, aber ähnliche Systeme

TNS und Akupressur sind somit zwei prinzipiell sehr ähnliche Systeme. Sie stellen zwei leicht voneinander abweichende Methoden dar, den Körper zur Mobilisierung seiner eigenen natürlichen Abwehrkräfte gegen viele Beschwerden, gegen Schmerz, anzuregen.

Westliche Ärzte fühlen sich in den letzten 10 bis 15 Jahren mehr und mehr zur Akupunktur hingezogen. Der Hauptauslöser hierfür war Präsident Nixons neuerwachtes Interesse an China, das auch die Akupunkturanästhesie mit einschloß. Auch neue Theorien zur Wahrnehmung und Übertragung von Schmerz spielten eine Rolle; von einigen glaubte man, daß sie die eigentliche Wirkungsweise von Akupunktur und Akupressur erklären konnten.

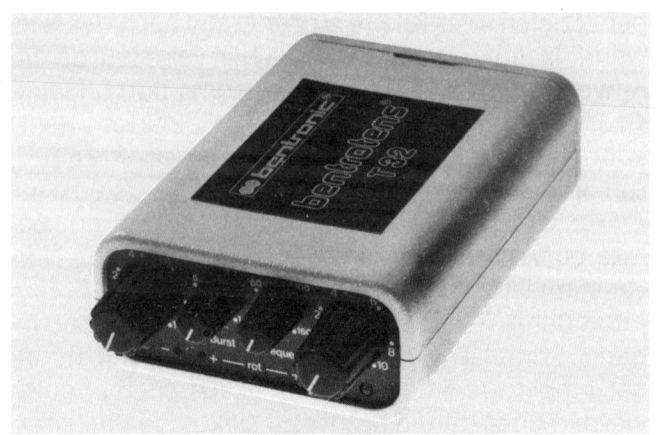

Bild 1 *bentrotens T32* Robuster 2-Kanal-TNS für rezeptierte Heimtherapie, Klinik- und Praxiseinsatz. Lieferumfang einschl. Koffer, 4 Elektroden und Kabeln, Heftpflaster, Fixierband, Vliesblock, 9-Volt-Akku und Ladegerät

Bild 2 Griffige Drehknöpfe erleichtern individuelles Nach-regeln der Behandlungsparameter. Siehe Seite 79

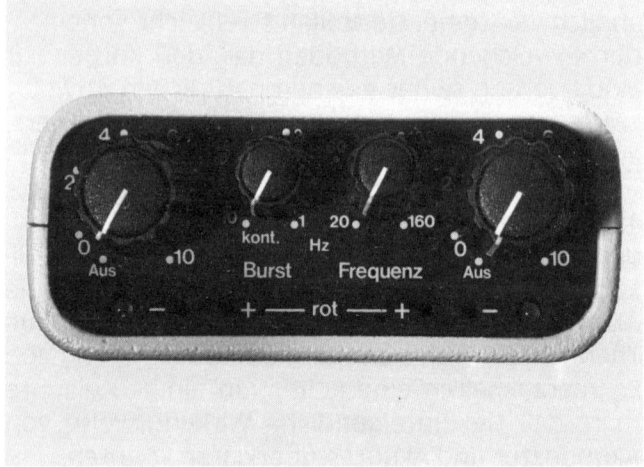

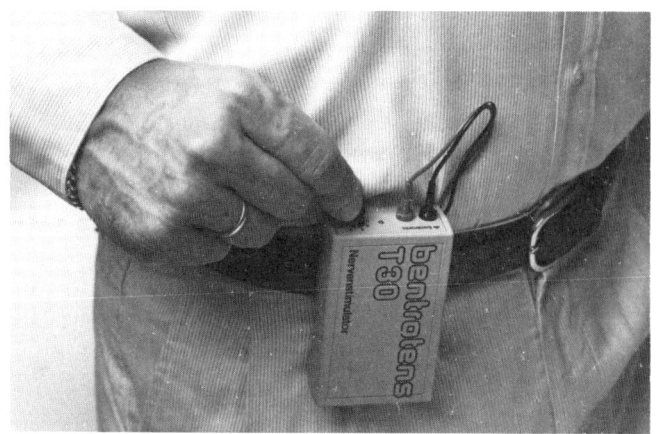

Bild 3 *bentrotens T30* Handlicher, leichter 1-Kanal-TNS
mit automatisch moduliertem Reizmuster. Lieferumfang
einschl. Tasche, 2 Elektroden und Kabeln, Heftpflaster,
Elektrodenpaste und 9-Volt-Batterie

Bild 4 Verschiedene Elektroden für TNS und Elektro-
Akupunkturanwendungen

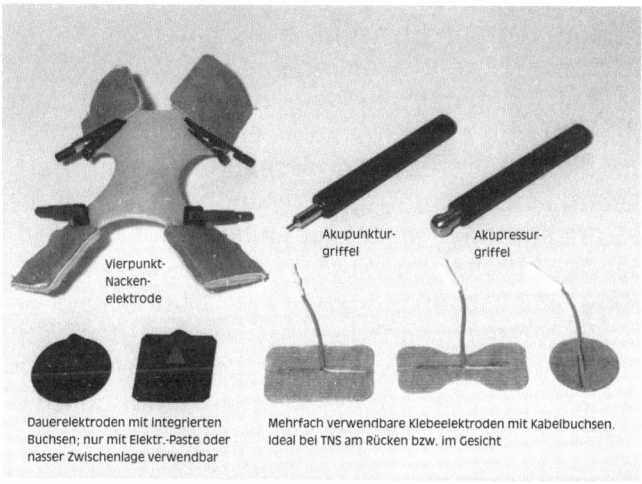

Vierpunkt-
Nacken-
elektrode

Akupunktur-
griffel

Akupressur-
griffel

Dauerelektroden mit integrierten
Buchsen; nur mit Elektr.-Paste oder
nasser Zwischenlage verwendbar

Mehrfach verwendbare Klebeelektroden mit Kabelbuchsen.
Ideal bei TNS am Rücken bzw. im Gesicht

Schmerzpunkte

Die Erstellung eines Systems von Akupunkturpunkten auf dem Körper stellt das interessante Beispiel einer Wiederentdeckung dar. Während der vergangenen 50 Jahre haben viele westliche Ärzte unabhängig voneinander festgestellt, daß die Druckanwendung, Stimulation oder Injektion an verschiedenen Punkten auf oder unter der Haut zur Schmerzminderung beitragen kann, besonders bei Schmerz, der durch Verletzung von Muskeln, Knochen oder Gelenken hervorgerufen wird. Diese Punkte befinden sich nicht unbedingt am Ursprungsort des Schmerzes, sondern oft in entfernten Gebieten. So treten z. B. bei einer Nackensteifheit häufig Schmerzen über der Schulter und dem Schulterblatt auf. Bei genauer Untersuchung ist es oft möglich, die Ursache des Schmerzes zu finden und zu zeigen, daß die Nackenmuskulatur den Schmerz auslöst. Akupressur oder Elektrostimulation der schmerzenden Punkte um das Schulterblatt herum vermindert häufig die Schmerzen und erleichtert Nackenbewegungen. Diese ›Auslösepunkte‹ fallen eng mit den Akupunkturpunkten zusammen. Es gibt eine Anzahl von Erklärungsversuchen für die Existenz solcher Auslösepunkte, aber bis jetzt keine klare Erklärung dieses Phänomens. Es ist interessant anzumerken, daß die Chinesen vor etwa 2500 Jahren bereits um diese Tatsachen wußten; das ›Ling Shu‹ (ein altchinesischer Text) bringt dies auf einen Nenner: »Punktiere bei Schmerz den empfindlichen Punkt.« Wir wissen, daß die Behandlung dieser speziellen Gebiete (oder empfindlichen Auslösepunkte) vor allem bei Schmerz sehr nützlich ist.

Die Wirkung auf Schmerzbahnen und Schmerzweiterleitung

Wie aber funktionieren Akupunktur und TNS wirklich? 1965 veröffentlichten zwei Ärzte, Melzack und Wall, die Gate-Control-Theorie des Schmerzes. Sie besagt, daß Schmerz von der Peripherie (z. B. von einem verbrannten Finger) durch dünne Nervenfasern zur Wirbelsäule weitergeleitet wird. Diese Fasern enden in der Wirbelsäule, in einer Struktur, die Substantia gelatinosa genannt wird. Substantia gelatinosa (gallertige Substanz) ist also die Bezeichnung für eine bestimmte Stelle in der Wirbelsäule. Auch dickere Nervenfasern, normalerweise Überträger von Empfindungen, die z. B. bei leichter Berührung entstehen, enden in der Substantia gelatinosa.

Aus den Forschungen von Melzack und Wall kann man folgern, daß die Übertragung von Schmerzreizen von der Wirbelsäule zum Gehirn (und die damit verbundene Wahrnehmung von Schmerz) durch Eingangssignale der dicken Nervenfasern in die Wirbelsäule verändert werden kann. Diese Signale unterbinden möglicherweise die weitere Übertragung von Schmerz, ›schließen‹ also ›das Tor für die Schmerzen‹. Unter Umständen stimulieren TNS und Akupunktur selektiv die dicken Nervenfasern und hemmen damit die schmerzerzeugende Erregung, die durch die Eingangssignale der dünnen Nervenfasern in die Substantia gelatinosa verursacht wird. Dies verändert unsere Schmerzwahrnehmung, weil die Weiterleitung schmerzhafter Reize unterbunden wird.

In jüngerer Zeit, etwa Mitte der siebziger Jahre, wurden aus dem Nervensystem vieler Tiere, auch des Menschen, natürlich vorkommende chemische Substanzen isoliert, die dem Opium strukturell sehr ähnlich sind. Opium und das chemisch eng verwandte Heroin sind als schmerzstillende Mittel sehr wirkungsvoll. Bei Anregung der natürlichen Ausschüttung körpereigener Stoffe wäre eine bedeutsame Schmerzverminderung zu erwarten. Akupressur und TNS scheinen die Ausschüttung dieser körpereigenen Opiate (sie werden normalerweise Endorphine und Enkephaline genannt) zu fördern und können dadurch Schmerzempfindungen verändern und vermindern. Der Effekt dieser erhöhten Ausschüttung von ›selbstgemachten‹ Schmerzmitteln kann durch Medikamente, deren Wirkung den Einflüssen von Heroin und Opium im Körper entgegengesetzt ist, umgekehrt werden.

Diese beiden Mechanismen geben uns ein klares Verständnis davon, wie solch einfache Methoden Schmerz in konsequenter Weise zu lindern vermögen. Man könnte sogar sagen, daß wir mehr über die Wirkungsweise von Akupunktur als über die Wirkung von so häufig benutzten Medikamenten wie Aspirin wissen!

Traditionelle chinesische Medizin

Das chinesische System der Medizin geht davon aus, daß durch einen ausgeglichenen Körperzustand Gesundheit erreicht und Krankheit vermieden werden kann. Die Chinesen glaubten, daß in der natürlichen Welt zwei gegensätzliche Kräfte existieren, nämlich *Yin* (Wasser, Ruhe und Weiblichkeit) und *Yang* (Feuer, Aktivität und Männlichkeit). Vitale Energie oder *Qi* strömt durch den Körper und hält diese Kräfte im Gleichgewicht. Im gesunden Menschen herrscht normalerweise ein leicht schwankendes Gleichgewicht, weshalb wir uns an manchen Tagen besser fühlen als an anderen!

Die traditionelle chinesische Medizin kennt auch eine ungeheure Anzahl von Regeln, nach denen die Akupunkturpunkte auszuwählen sind; sie beschreiben ganz genau die Funktion einer Vielzahl von Organen. Tatsächlich gehen manche Funktionsbeschreibungen der alten Chinesen ihrer ›Entdeckung‹ im Westen viele hundert Jahre voraus. So wußten die Chinesen vom doppelten Blutkreislauf, lange bevor die westliche Medizin seine Existenz entdeckte.

Wir werden die 14 wichtigsten Akupunkturmeridiane besprechen, weil sie als gute Grundlage für die Wahl der besten Methode bei einem bestimmten Leiden dienen. Wir haben nicht vor, das reichhaltige Wissen, auf das sich ein Großteil des traditionellen medizinischen Gedankenguts Chinas stützt, darzustellen. Es ist jedoch wichtig, sich zu vergegenwärtigen, daß uns dieses Wissen die im Kapitel ›Behandlung spezieller Krankheiten‹ benutzten Informationen liefert, da es bei der Auswahl der Applikationspunkte sehr nützlich ist.

Der Nutzen von Akupressur und TNS im Vergleich

Schmerz sollte anfänglich als Symptom und nicht als eigenständige Diagnose gesehen werden. Wenn Sie oder einer Ihrer Freunde also an Schmerz leiden, so ist es unbedingt notwendig, daß Sie die Schmerzursache kennen, bevor Sie eine Behandlung beginnen. Wenn der Schmerz auf Krebs oder einen Blinddarmdurchbruch zurückzuführen ist, dann ist es möglicherweise völlig unpassend, Akupressur oder TNS zur Schmerzlinderung zu benutzen, ohne sich über die Diagnose und andere mögliche Behandlungsformen bewußt zu sein.

Für den Schmerzpatienten stellen sich oft mehrere Fragen; die wichtigste ist: Wird mir diese Behandlung helfen? Es gibt für keine Behandlungsform chronischer Schmerzen eine Erfolgsgarantie. Akupressur und TNS werden vielleicht für zwei Drittel bis drei Viertel derjenigen Patienten einen Nutzen haben, die an chronischem Schmerz als Folge einer Verletzung oder einer Arthritis leiden. Praktisch heißt dies, daß diese einfachen Methoden es wert sind, einmal ausprobiert zu werden, vorausgesetzt Sie kennen die Schmerzursache und können dadurch sicher sein, nicht Symptome in einer möglicherweise gefährlichen Situation zu verdecken. Wir haben alle, immer häufiger und mit immer größerer Sorge, über die Nebenwirkungen herkömmlicher Medikamente gelesen (vor allem für Krankheiten wie z. B. die Arthritis). Methoden wie Akupressur und TNS sind hier absolut nützlich und richten keinen Schaden an.

Die eine Methode ist nicht besser als die andere. Patienten, die auf TNS ansprechen, werden wahrscheinlich auch auf Akupressur ansprechen und umgekehrt. Auf eine bestimmte Art und Weise ist Akupressur einfacher und billiger durchzuführen, da kein Gerät anzuschaffen ist. Jedoch benötigt man bei der Akupressur oft die Hilfe eines Freundes oder Verwandten, wenn die schmerzhafte Stelle z. B. im unteren Rückenbereich oder in der Mitte der Wirbelsäule gelegen ist. TNS kann vom Patienten allein angewandt werden, selbst während eines betriebsamen Arbeitstages, an dem es schwierig sein könnte, Akupressur über längere Zeiträume durchzuführen. Wir werden deshalb beide Methoden beschreiben, so daß Sie die beste Lösung für Ihr Problem finden können. Zu Beginn empfehlen wir den Einsatz einfacher Akupressur; wenn Sie damit keine befriedigenden Ergebnisse erzielen, sollten Sie mit Ihrem Hausarzt, Physiotherapeuten oder jedem anderen behandelnden Arzt über die Anschaffung eines TNS-Geräts sprechen.

Akupunkturpunkte
und
Meridiane

Die Geschichte
der Akupunkturpunkte und Meridiane

Akupunkturpunkte sind ohne Zweifel das Ergebnis von Millionen genauer Beobachtungen; im Laufe der Entwicklung wurde jedem Punkt ein chinesischer Name gegeben, der auf die funktionelle und klinische Bedeutung hinwies. Es gibt den Instinkt, in einem schmerzenden Gebiet noch mehr Schmerz zu erzeugen; ein Mensch mit Zahnschmerzen, der auf den schmerzenden Zahn drückt, findet sich oft in Witzzeichnungen. Wie bereits erwähnt, erzeugen schmerzhafte Erkrankungen regelmäßig schmerzende Punkte in genau abgrenzbaren Körpergebieten. Wird solch ein Punkt stimuliert, kann der Schmerz vermindert werden; daher stammt die Idee der Punktbehandlung bei Schmerz. Es ist leicht zu erkennen, wie sich aus diesen einfachen Anfängen ein System von Akupunkturpunkten zur Schmerzbehandlung entwickelte.

Akupunkturpunkte wurden später zu einem System von Bahnen (Meridiane) zusammengefaßt, die durch den Körper ziehen. In den Meridianen fließt die vitale Energie oder ›Qi‹ durch den Körper. Des weiteren wurde jeder Meridian oder jede Gruppe von Akupunkturpunkten mit dem Namen eines Körperorgans gekennzeichnet. Obwohl wir nur wenige der Regeln benutzen werden, welche die alten Chinesen über die Behandlung innerer Krankheiten befolgten, bezeichnen wir um der Kontinuität und der Vollständigkeit willen die Meridiane mit den Organnamen. Obwohl die Existenz dieser Meridiane nie wissenschaftlich nachgewiesen wurde, bieten sie einen sehr nützlichen und praktischen Rahmen für die Auswahl von Akupunkturpunkten bei der Behandlung von Schmerz und anderen Krankheiten.

Prinzipien der Behandlung

Die Chinesen betrachten Schmerz als ein Symptom, welches durch eine Störung oder ›Blockade‹ des freien Flusses vitaler Energie oder ›Qi‹ durch die Meridiane verursacht wird. Es hat fast den Anschein, als ob das Symptom Schmerz durch eine physische Störung in den Meridianen oder ihren inneren Verbindungen bedingt sei. Die Chinesen glauben, daß durch zwei Methoden das Fließen von ›Qi‹ (und damit die Verringerung des Schmerzes) wieder erreicht werden kann:

■ Die Behandlung von *lokalen* empfindlichen Punkten auf oder in der Nähe des Meridians, der den Ort der Verletzung kreuzt.

■ Die Behandlung lokaler Punkte über der schmerzhaften Gegend und die Nutzung *distaler* (entfernter) Punkte über dem Meridian oder den Meridianen, die das schmerzhafte Gebiet kreuzen. Für die Existenz distaler Punkte gibt es keine logischen Gründe. Es sind Punkte nahe an den Händen oder Füßen, über Meridianen, die schmerzhafte Gebiete kreuzen. Sie sind jedoch bei der Schmerzbehandlung von großem praktischen Wert und ihre Einbeziehung sollte jedesmal, wenn Sie gegen Ihre Schmerzen etwas unternehmen, in Erwägung gezogen werden.

Dies bedeutet, daß jemand, der an Schulterschmerzen leidet, Punkte an der Schulter wie auch distale Punkte entlang des Dickdarm-Meridians benutzen kann, der durch die Schulter zieht (vgl. Abb. 4).

Schmerzhafte Punkte liegen nicht immer auf den Meridianen. Diese ›Aua‹- oder ›Ah Shi‹-Punkte sollten bei Schmerzen immer behandelt werden. ›Ah Shi‹ ist der chinesische Ausdruck für ein kleines, besonders schmerzhaftes Körpergebiet. Idealerweise sollte der Punkt, welcher am empfindlichsten ist, zuerst gefunden und behandelt werden. Es kann einen zentralen empfindlichen Punkt geben, dessen Behandlung zu einer Erleichterung im gesamten schmerzhaften Gebiet führt. Häufig werden jedoch mehrere solcher empfindlicher oder ›Ah Shi‹-Punkte eine Therapie erfordern. Einige dieser Punkte liegen auf den Meridianen, während andere nahe bei den Meridianen sein können und als empfindlich bemerkt werden.

Die Flußrichtung des ›Qi‹ auf- oder abwärts der Meridiane ist ebenfalls wichtig. Bei Anwendung von Akupressur sollte, wann immer möglich, in der Richtung massiert werden, in der ›Qi‹ fließt. Die Flußrichtung von ›Qi‹ ist in den Abbildungen 4 bis 18, welche die Verläufe der Hauptmeridiane zeigen, deutlich markiert. Wenn TNS benutzt wird, ist die Flußrichtung von ›Qi‹ nicht so wichtig; wichti-

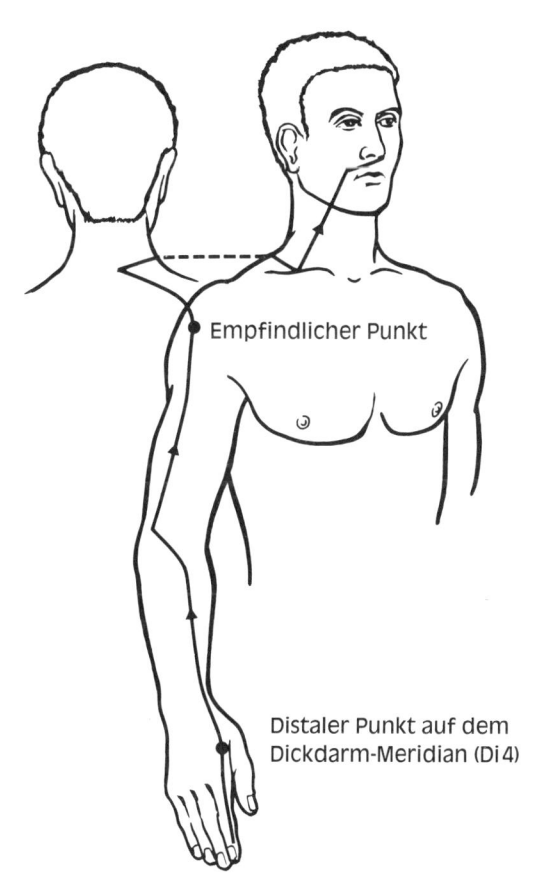

Empfindlicher Punkt

Distaler Punkt auf dem Dickdarm-Meridian (Di 4)

Abb. 4   Dies ist der Dickdarm-Meridian; der empfindliche Punkt auf der Schulter ist markiert. Bei der Behandlung mit Akupressur oder TNS sollte dieser Punkt zusammen mit dem entsprechenden distalen Punkt (Di 4) stimuliert werden.

ger ist hier, daß die schwarze (negative) Elektrode auf die Stelle gesetzt wird, die am schmerzhaftesten ist. Distale Punkte sollten mit einer positiven oder roten Elektrode besetzt werden. Wenn Sie also Akupressur anwenden, massieren Sie in der Richtung, in welcher die Energie des Meridians ›fließt‹, und wenn Sie TNS benutzen, stimulieren Sie die verletzte oder schmerzende Stelle mit einem schwachen negativen Strom.

Die Allgemeinpunkte

In dem Kapitel, das die Behandlung bestimmter Krankheiten beschreibt, wird auch eine dritte Gruppe von Punkten genannt: die Allgemeinpunkte. Diese Punkte sind tief in der traditionellen chinesischen Medizin verwurzelt und dienen dazu, den Körper ›auszubalancieren‹, so daß der innere Aspekt einer Krankheit behandelt werden kann. Wenn Sie über einen längeren Zeitraum Schmerzen haben, so führt das unweigerlich auch zu anderen Symptomen wie Depression (wegen der Schmerzen), Magenverstimmung (wegen der Schmerzmittel) oder manchmal Verstopfung (ebenfalls aufgrund der Schmerzmittel). Die Allgemeinpunkte dienen zur Behandlung innerer Aspekte chronischer Krankheiten und sind besonders wichtig z. B. bei Migränekopfschmerzen.

Die Verwendung der Meridiane

Es gibt vierzehn Hauptmeridiane, von denen acht vor allem zur Behandlung innerer Krankheiten und sechs zur Schmerzbekämpfung benutzt werden. Alle Meridiane sind am Körper *beidseitig* vorhanden, mit Ausnahme der Konzeptions- und Gouverneurs-Meridiane, die nur zentral verlaufen. Bei Schmerzen sollten Sie mit der Behandlung der lokalen und distalen Punkte auf der Körperhälfte beginnen, auf welcher auch die Schmerzen auftreten, und dann, wenn nötig, die ausgewählten Punkte auf beiden Körperhälften behandeln. Die Hauptpunkte sollten von Anfang an beidseitig behandelt werden.

Die Punkte, welche bei bestimmten Krankheiten von Bedeutung sind, werden in den einzelnen Abschnitten des Kapitels ›Behandlung spezieller Krankheiten‹ eingehend beschrieben. Die sechs Meridiane, die am häufigsten für die Schmerzbehandlung benutzt werden, besitzen alle distale Punkte, die anderen Meridiane dagegen nicht. Diese distalen Punkte bilden das Grundgerüst der Akupunktur und sind besonders wirkungsvoll, vor allem wenn sich nach alleiniger Behandlung der lokalen Punkte nicht die erstrebte Besserung einstellt.

Die nun folgenden Abbildungen zeigen jeden der 14 Meridiane; eingetragen sind auch die Flußrichtung des ›Qi‹ (bei Verwendung der Akupressur) und die zugehörigen distalen Punkte (bei Verwendung von Akupressur und TNS). Versuchen Sie sich den Verlauf der Meridiane im Körper einzuprägen. Es können ein oder mehrere distale Punkte zur Schmerzbehandlung verwendet werden; dies ist abhängig von der Verteilung der Schmerzen im Körper. So kann sich z. B. Schulterschmerz über den Dünndarm-, den Dickdarm- und den Dreifacher-Erwärmer-Meridian ausbreiten. Diejenigen, die Akupressur anwenden, müssen möglicherweise die

Punkte Dickdarm 4, Dreifacher Erwärmer 5 und Dünndarm 3 massieren, um ein angemessenes Ergebnis zu erzielen.

Die Punktnummern, die in diesem Buch verwendet werden, definieren nur den Punkt und ersetzen das Benennungssystem der traditionellen Akupunktur. Wir beziehen uns auf das chinesische Nummernsystem, falls jemand auf andere Akupunktur- oder Akupressurtexte Bezug nehmen möchte.

Die vierzehn Meridiane können eingeteilt werden in sechs beidseitig vorhandene Meridiane, die vom Kopf zu den Armen verlaufen, sechs beidseitig vorhandene Meridiane, die vom Kopf zu den Beinen verlaufen, und zwei ›zentrale‹ Meridiane. Drei Meridiane im Arm werden zur Schmerzbehandlung (Dünndarm-, Dickdarm- und Dreifacher-Erwärmer-Meridian) und drei vorwiegend zur Behandlung innerer Krankheiten (Herz-, Lungen- und Kreislauf-Sexualitäts-Meridian) benutzt. Auch im Bein werden drei Meridiane zur Schmerzbehandlung (Blasen-, Gallenblasen- und Magen-Meridian) und drei Meridiane zur Behandlung innerer Erkrankungen (Milz-, Nieren- und Leber-Meridian) verwendet. Zentral sind der Konzeptions- und der Gouverneurs-Meridian; sie sind Sondermeridiane für die Behandlung innerer Krankheiten.

1. *Der Dünndarm-Meridian* (Abb. 5)
   (Der Dünndarm-Meridian wird mit Dü abgekürzt)

Der Dünndarm-Meridian beginnt an der Nagelwurzel des kleinen Fingers und verläuft an der Rückseite des Arms über das Schulterblatt; er endet direkt vor dem Ohr.

Der einzige wichtige distale Punkt auf dem Dünndarm-Meridian ist Dü 13 – , er ist eingezeichnet.

Die Flußrichtung von ›Qi‹ im Meridian ist durch einen Pfeil markiert.

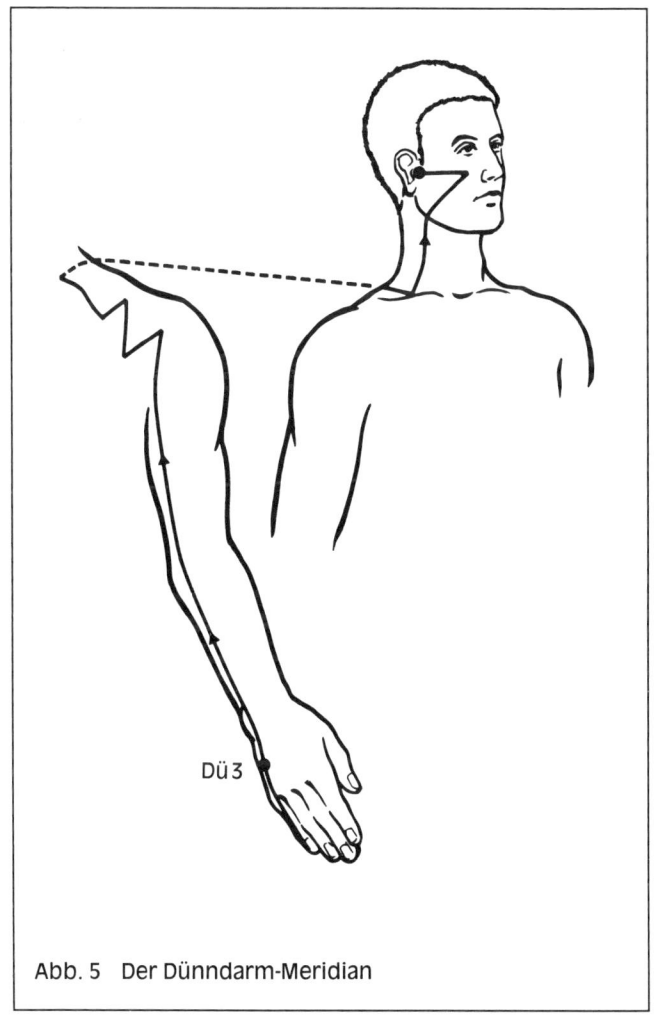

Abb. 5   Der Dünndarm-Meridian

2. *Der Dickdarm-Meridian* (Abb. 6)
   (Der Dickdarm-Meridian wird mit Di abgekürzt)

Der Dickdarm-Meridian beginnt am Nagel des Zeigefingers; er verläuft über die Vorderseite des Arms und die Schulter zum Gesicht. Er endet am Nasenflügel.

Die distalen Punkte auf diesem Meridian sind Di 14 und Di 11 – sie sind eingezeichnet.

Die Flußrichtung von ›Qi‹ im Meridian ist durch einen Pfeil markiert.

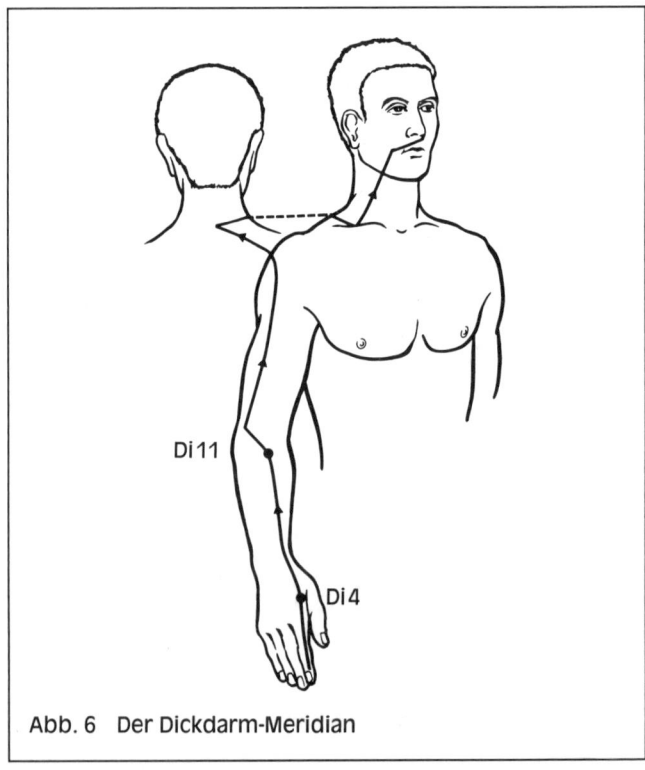

Abb. 6   Der Dickdarm-Meridian

3. *Der Meridian des Dreifachen Erwärmers* (Abb. 7)
   (Der Meridian des Dreifachen Erwärmers wird
   mit DE abgekürzt)

Der Meridian des Dreifachen Erwärmers beginnt an
der Spitze des Ringfingers und verläuft über die
Mitte des Außenarms und die Schulterspitze bis
zum Ohr und zur Außenseite der Augenbraue.

Der distale Punkt auf dem Meridian ist DE 5 – er
ist eingezeichnet.

Die Flußrichtung von ›Qi‹ im Meridian ist durch
einen Pfeil markiert.

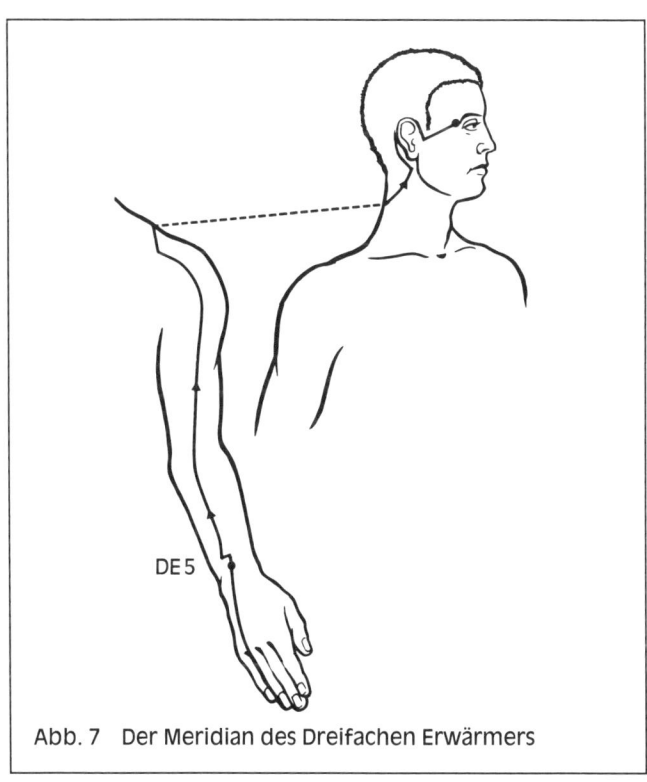

Abb. 7   Der Meridian des Dreifachen Erwärmers

4. *Der Harnblasen-Meridian* (Abb. 8)

(Der Harnblasen-Meridian wird mit Ha abgekürzt)

Der Harnblasen-Meridian beginnt am Innenrand der Augenhöhle und verläuft über den Schädel zum Rücken, wo er sich teilt. Die beiden Äste verlaufen entlang des Rückgrats zum Bein, wo sie sich an der Rückseite des Knies wieder vereinigen. Der weitere Weg führt über die Mitte des Beins und den äußeren Fußrand zur Außenseite der kleinen Zehe.

Die distalen Meridianpunkte sind Ha 40 bei Schmerzen im unteren Bereich des Rückens und Ha 60 bei Schmerzen im mittleren oder oberen Rückenbereich.

Die Flußrichtung von ›Qi‹ im Meridian ist durch einen Pfeil markiert.

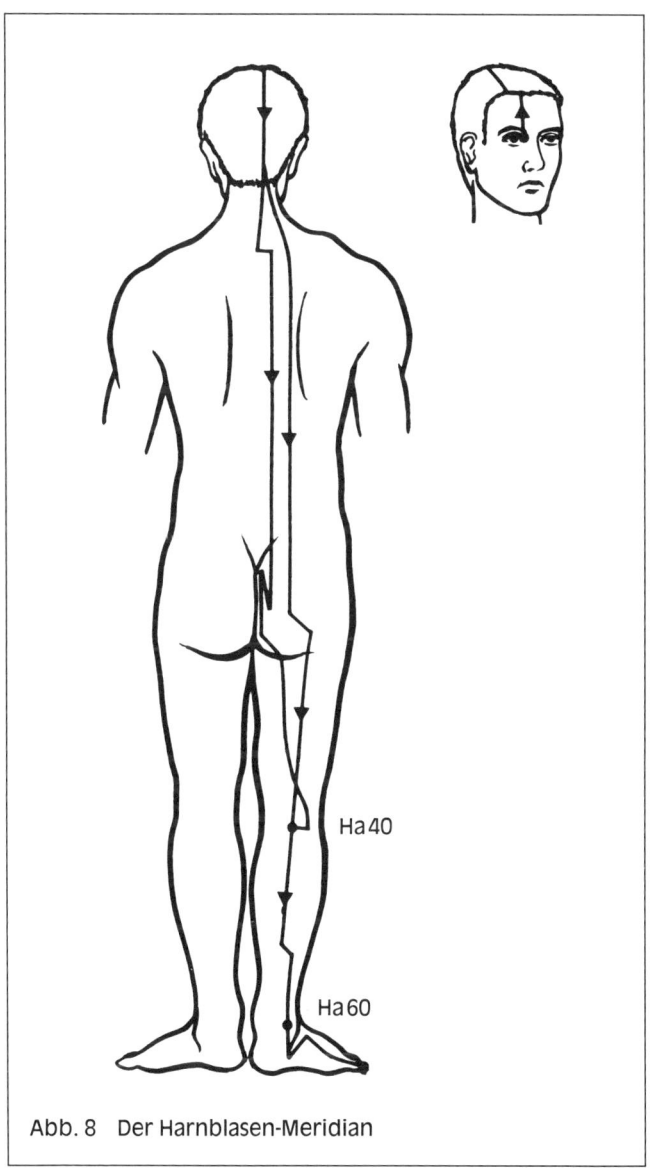

Abb. 8   Der Harnblasen-Meridian

5. *Der Gallenblasen-Meridian* (Abb. 9)
   (Der Gallenblasen-Meridian wird mit Ga
   abgekürzt)

Der Gallenblasen-Meridian beginnt am Augenrand
und verläuft im Zickzack über die Seite des Kopfes
zur Schulter. Von dort führt er über Rumpf und
Beine zur vierten Zehe.

Der distale Punkt des Meridians ist Ga 34 – er ist
eingezeichnet.

Die Flußrichtung von ›Qi‹ im Meridian ist durch
einen Pfeil markiert.

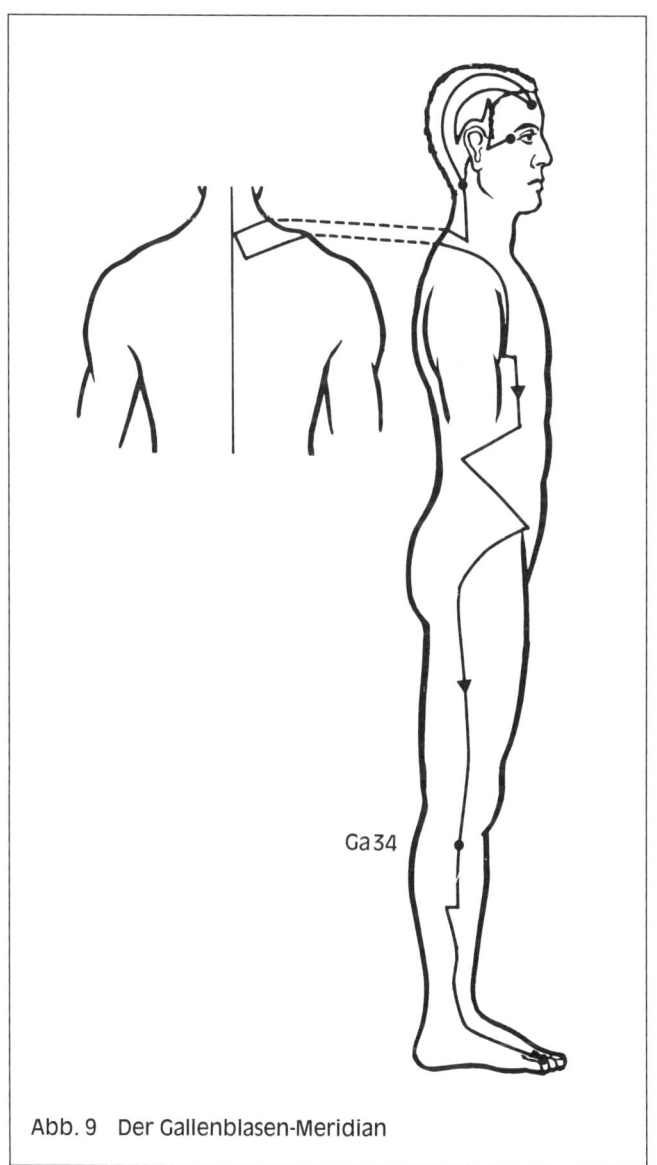

Abb. 9   Der Gallenblasen-Meridian

6. *Der Magen-Meridian* (Abb. 10)
   (Der Magen-Meridian wird mit Ma abgekürzt)

Der Magen-Meridian beginnt unterhalb des Auges und beschreibt zunächst ein ›U‹ über das Gesicht; er verläuft dann über Hals, Bauch und Vorderseite der Schenkel zu den Füßen. Dort führt er zwischen der zweiten und dritten Zehe zur Nagelwurzel der zweiten Zehe, wo er endet.

Der distale Punkt des Meridians ist Ma 44 — er ist eingezeichnet.

Die Flußrichtung von ›Qi‹ im Meridian ist durch einen Pfeil markiert.

7. *Der Milz-Meridian* (Abb. 11)
   (Der Milz-Meridian wird mit Mi abgekürzt)

Der Milz-Meridian beginnt an der großen Zehe, verläuft über die Innenseite von Fuß und Schenkel, Genitalien und Bauch zum Brustkorb. Von dort zieht er abwärts und endet unterhalb der Achselhöhle.

Auf diesem Meridian gibt es keinen distalen Punkt, da er zur Behandlung innerer Erkrankungen dient.

Die Flußrichtung von ›Qi‹ im Meridian ist durch einen Pfeil markiert.

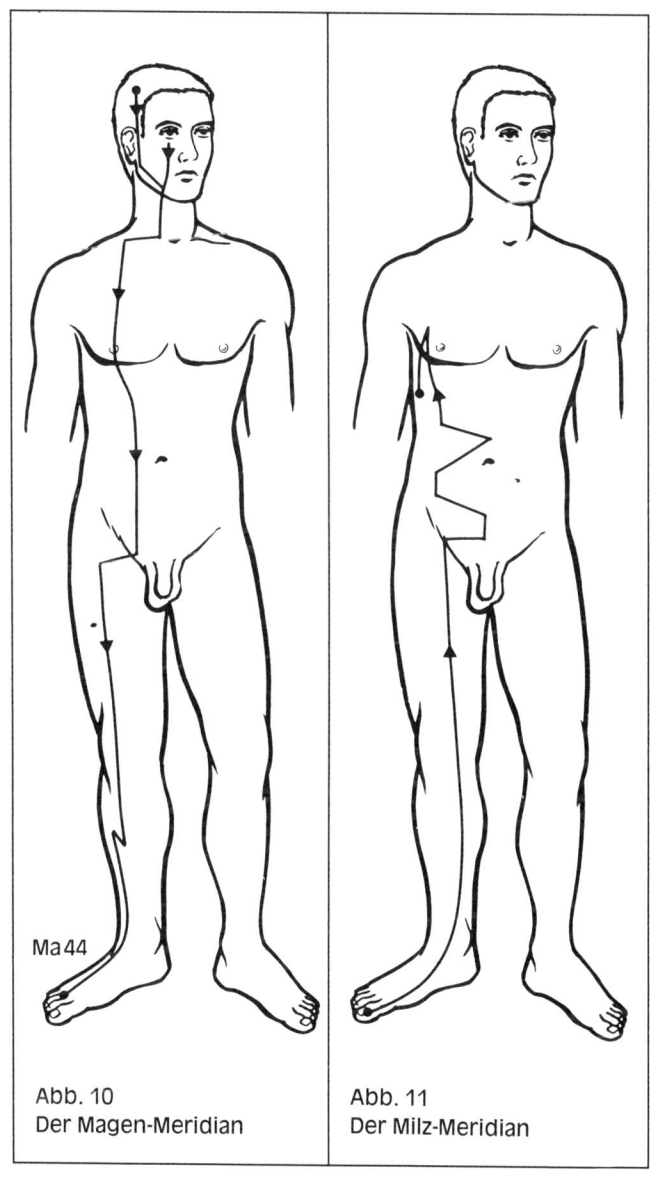

Ma 44

Abb. 10
Der Magen-Meridian

Abb. 11
Der Milz-Meridian

59

8. *Der Nieren-Meridian* (Abb. 12)
(Der Nieren-Meridian wird mit Ni abgekürzt)

Der Nieren-Meridian beginnt an der Fußsohle und verläuft über die Innenseite des Beins und den Bauch; er endet direkt oberhalb der Rippen.

Auf diesem Meridian gibt es keinen distalen Punkt, da er zur Behandlung innerer Erkrankungen dient.

Die Flußrichtung von ›Qi‹ im Meridian ist durch einen Pfeil markiert.

9. *Der Leber-Meridian* (Abb. 13)
(Der Leber-Meridian wird mit Le abgekürzt)

Der Leber-Meridian beginnt auf der großen Zehe und verläuft über die Innenseite des Beins und den Bauch; er endet direkt unterhalb der vierten Rippe.

Auf diesem Meridian gibt es keinen distalen Punkt, da er zur Behandlung innerer Erkrankungen dient.

Die Flußrichtung von ›Qi‹ im Meridian ist durch einen Pfeil markiert.

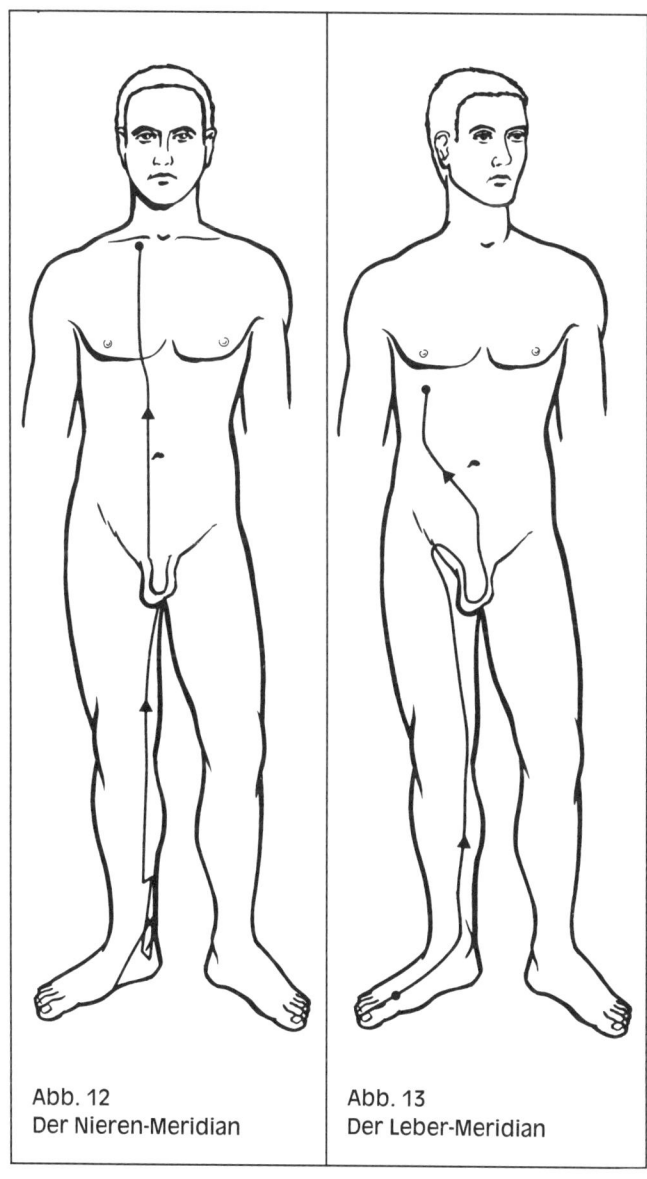

Abb. 12
Der Nieren-Meridian

Abb. 13
Der Leber-Meridian

10. *Der Herz-Meridian* (Abb. 14)
   (Der Herz-Meridian wird mit He abgekürzt)

Der Herz-Meridian beginnt in der Achselhöhle und verläuft über die Innenseite des Arms zum Nagel des kleinen Fingers, wo er endet.

Auf diesem Meridian gibt es keinen distalen Punkt, da er zur Behandlung innerer Erkrankungen dient.

Die Flußrichtung von ›Qi‹ im Meridian ist durch einen Pfeil markiert.

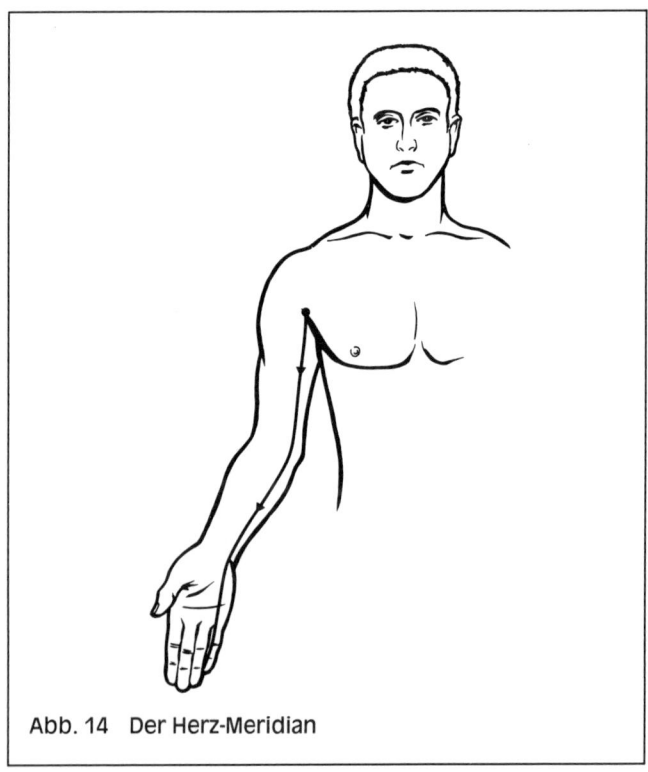

Abb. 14   Der Herz-Meridian

11. *Der Lungen-Meridian* (Abb. 15)
   (Der Lungen-Meridian wird mit Lu abgekürzt)

Der Lungen-Meridian beginnt am Brustkasten zwischen der ersten und zweiten Rippe und zieht über die Arminnenseite zur Daumenmitte.

Auf diesem Meridian gibt es keinen distalen Punkt, da er zur Behandlung innerer Erkrankungen dient.

Die Flußrichtung von ›Qi‹ im Meridian ist durch einen Pfeil markiert.

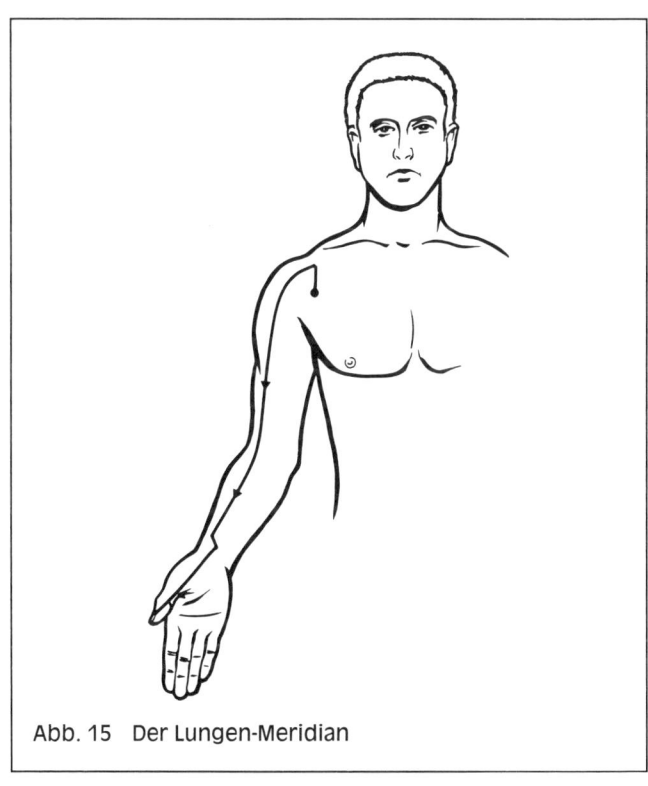

Abb. 15   Der Lungen-Meridian

12. *Der Kreislauf-Sexualitäts-Meridian* (Abb. 16)
   (Der Kreislauf-Sexualitäts-Meridian wird mit KS
   abgekürzt)

Der Kreislauf-Sexualitäts-Meridian beginnt auf dem
Brustkorb direkt neben der Brustwarze und zieht
in der Armmitte zum Nagel des Mittelfingers.

Auf diesem Meridian gibt es keinen distalen
Punkt, da er zur Behandlung innerer Erkrankungen
dient.

Die Flußrichtung von ›Qi‹ im Meridian ist durch
einen Pfeil markiert.

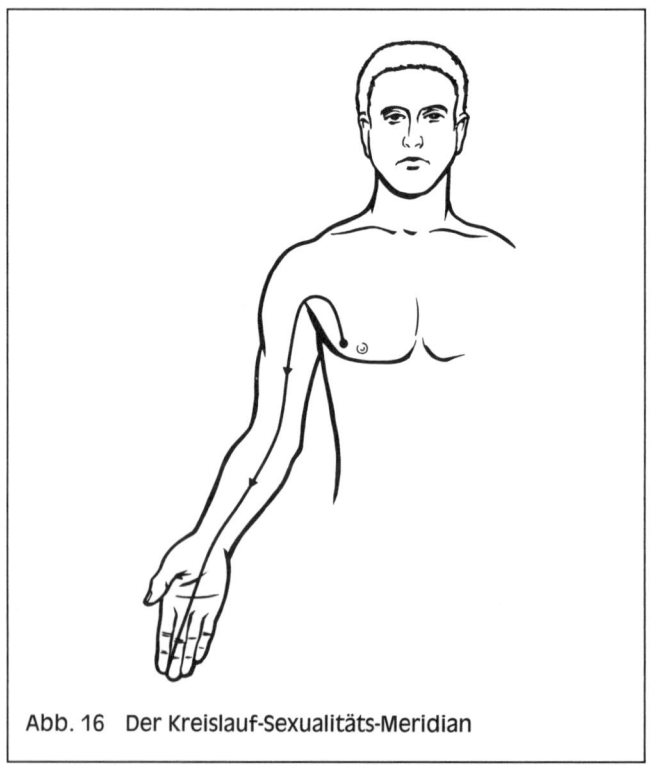

Abb. 16   Der Kreislauf-Sexualitäts-Meridian

13. *Der Gouverneurs-Meridian* (Abb. 17)
   (Der Gouverneurs-Meridian wird mit Go
   abgekürzt)

Dieser Meridian zieht von den Genitalien zur Oberlippe und über die Mitte des Rückens und den Kopf in die Oberlippe. Es gibt nur einen Gouverneurs-Meridian am Körper.

Auf diesem Meridian gibt es keinen distalen Punkt.

Die Flußrichtung von ›Qi‹ im Meridian ist durch einen Pfeil markiert.

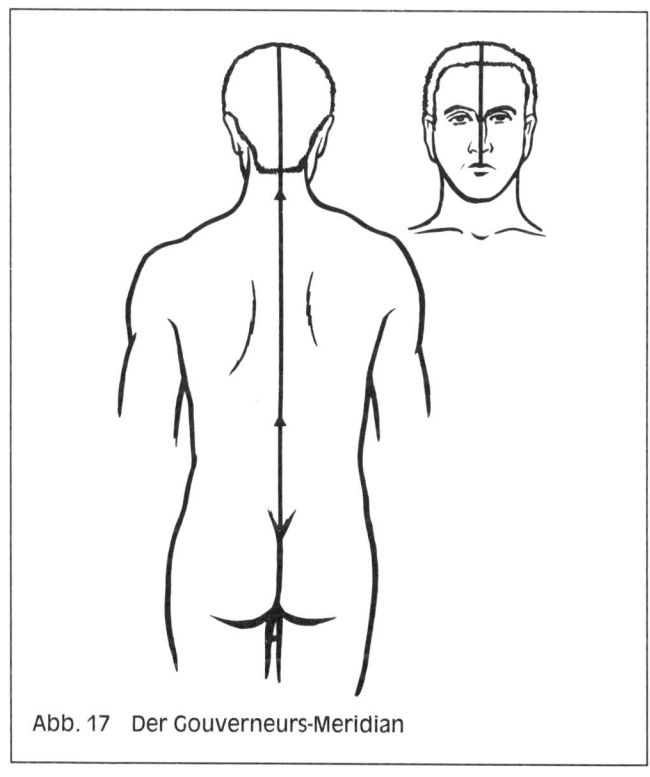

Abb. 17   Der Gouverneurs-Meridian

14. *Der Konzeptions-Meridian* (Abb. 18)
   (Der Konzeptions-Meridian wird mit Ko
   abgekürzt)

Dieser Meridian zieht von den Genitalien über den Bauch und die Kehle zur Unterlippe. Es gibt nur einen Konzeptions-Meridian am Körper.

Auf diesem Meridian gibt es keinen distalen Punkt.

Die Flußrichtung von ›Qi‹ im Meridian ist durch einen Pfeil markiert.

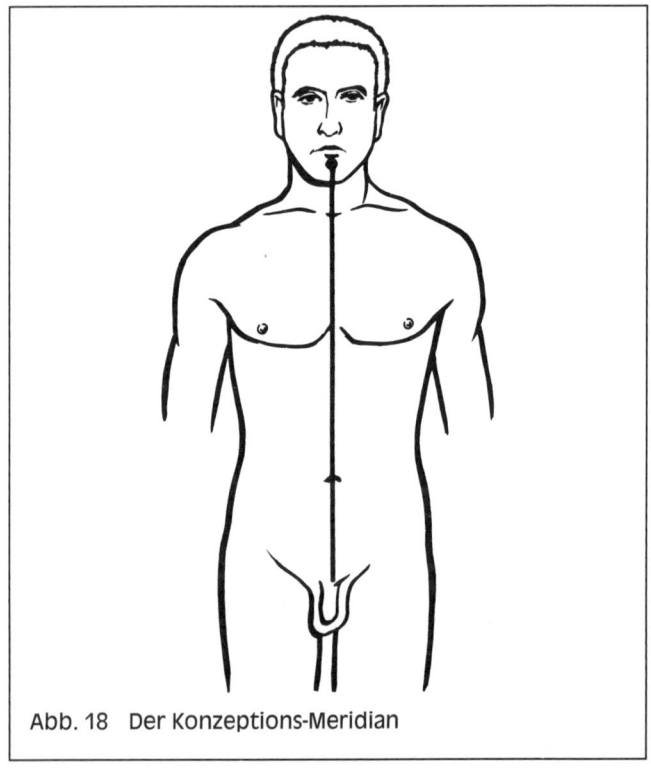

Abb. 18   Der Konzeptions-Meridian

Die Methode
der
Akupressur

Akupressur

Wir haben bereits einen Teil des historischen Hintergrunds von Akupunktur und Akupressur besprochen. Als wahrscheinlich Wichtigstes bei jeder Schmerzbehandlung gilt es zu erinnern: *Schmerz ist ein Symptom, und die Ursachendiagnose ist wesentlich. Wenn Sie die Ursache Ihrer Schmerzen nicht kennen, dann lassen Sie sich von einem Arzt beraten, bevor Sie mit der Selbstbehandlung beginnen. Denken Sie daran, daß Schmerz oft ein Warnsignal des Körpers ist, er muß beachtet werden.*

Im Kapitel ›Behandlung spezieller Krankheiten‹, dessen Thema die schmerzhaften Erkrankungen sind, wurden die exakten Punkte, welche die Behandlung spezifischer Schmerzprobleme ermöglichen sollen, präzise in die Abbildungen eingezeichnet. Auch die Punktorte werden im Text kurz beschrieben.

Beachten Sie bitte, daß es bei Schmerzen sehr wichtig ist, den schmerzhaftesten Punkt so genau wie möglich zu finden und zu behandeln. Manchmal werden Sie feststellen, daß dieser Punkt nicht in den Abbildungen zu finden ist! Denn meist wird

Schmerz, welcher von einem bestimmten Gelenk oder Muskel ausgeht, eine relativ normale Verteilung aufweisen, aber gelegentlich kann die Verteilung des Schmerzes von einem Knie oder einer schmerzenden Hüfte etwas ungewöhnlich sein.

Wenn Sie Akupressur benutzen, ist es wichtig, die Punkte so genau wie möglich zu lokalisieren. Je präziser Sie den Punkt massieren, desto größer wird die Wirkung sein. Um einen Punkt ausfindig zu machen, beachten Sie die folgenden *Richtlinien:*

- *Untersuchen* Sie das schmerzhafte Gebiet sorgfältig, um den empfindlichsten Punkt so klar wie möglich zu identifizieren. Wenn Sie die schmerzhafte Stelle nicht erreichen können (z. B. am Rücken), dann benötigen Sie möglicherweise die Hilfe eines Freundes, um die Suche nach den Punkten auf Ihrem Körper zu erleichtern.
- *Visuell:* Studieren Sie die Abbildungen genau, um den Punkt oder die Punkte auf Ihrem Körper zu finden.
- *Lesen* Sie die Beschreibungen der Punkte sorgfältig, da diese eine nützliche Ergänzung der Abbildungen sind.
- Die *Empfindlichkeit* über den Akupunkturpunkten ist größer als die des benachbarten Gewebes.

Wie schon erwähnt, benötigen Sie möglicherweise Hilfe, um einige der Punkte auf dem Rücken zu finden. Um diese genau einzugrenzen, sollten Sie die Rückenwirbel zählen. Zur Orientierung: der siebte cervikale Wirbel (cervikal heißt ›zum Nacken gehörig‹) ist als knochige Erhebung dort zu fühlen, wo der Nacken in den oberen Rücken übergeht. Dies dient als nützliche Markierung zur korrekten Lokalisation von Punkten auf dem Rücken.

Die Massagerichtung

Wir haben das Konzept der Meridiane und des Flusses von ›Qi‹ oder vitaler Energie durch die Meridiane bereits vorgestellt. Es werden bei der Akupressur bessere Ergebnisse erzielt, wenn der Punkt in der Flußrichtung von ›Qi‹ massiert wird. Zu Ihrer Orientierung sind in den Abbildungen Pfeile eingezeichnet. Der Punkt sollte in Pfeilrichtung massiert werden. Wenn Sie einen empfindlichen Punkt finden, kann es nötig sein, zu den Zeichnungen der Meridiane zurückzugehen und zu versuchen, den dazugehörigen Meridian herauszufinden. Wenn es Ihnen nicht möglich ist, den Meridian zu finden, auf welchem der Punkt liegt, dann massieren Sie den Punkt gründlich mit einer vertikalen Bewegung. Liegen mehrere Punkte eng beieinander, so zeigt der Pfeil neben den Punkten die Massagerichtung für alle Punkte an.

Durchführung und Dauer der Massage

Die angewandte Druckstärke sollte bei jeder Durchführung die gleiche sein, kann jedoch in Abhängigkeit von der Art der Beschwerde und dem Alter des Patienten variieren. Ganz allgemein gesagt sollte bei akuten Schmerzen die Massage häufiger eingesetzt werden. Für chronische Schmerzen gilt:

- Neugeborene: ½ – 3 Minuten
- Kleinkinder (Alter 3 bis 6 Monate):   1 – 4 Minuten
- Kleinkinder (Alter 6 bis 12 Monate): 1 – 5 Minuten
- Kinder (Alter 1 bis 6 Jahre):   2 – 7 Minuten
- Ältere Kinder: 5 – 10 Minuten
- Erwachsene: 5 – 15 Minuten

Die Behandlungshäufigkeit richtet sich nach Art und Schwere des Leidens. Im allgemeinen sollten Sie die Punkte bei chronischen Schmerzen ein- bis zweimal pro Tag und bei ganz akuten Schmerzen bis zu zehnmal pro Tag massieren. Bei akuten Schmerzen gilt: je häufiger die Behandlung, desto besser das Ergebnis. Manchmal kann sich der Schmerz unmittelbar nach der Akupressur für kurze Zeit verstärken. Das bedeutet, daß die Massage mit ziemlicher Sicherheit Wirkung zeigen wird, daß aber zuviel massiert wurde. In diesem Fall sollte Häufigkeit und Dauer der Massage verringert werden.

Bei der Akupressur sollten Sie zunächst lokale und distale Punkte auf der Körperseite massieren, auf der auch der Schmerz auftritt. Allgemeinpunkte sollten beidseitig behandelt werden. Lokale und distale Punkte können beidseitig massiert werden, wenn die einseitige Massage keine befriedigenden Ergebnisse bringt. Sie sollten sich an die folgenden allgemeinen Regeln halten:

- Die Raumtemperatur sollte angenehm sein, weder zu heiß noch zu kalt.

- Sorgen Sie für frische Luft; arbeiten Sie nicht in abgestandener oder rauchiger Luft.

- Nehmen Sie im Sitzen oder Liegen eine bequeme Haltung ein, und arbeiten Sie mit warmen Händen. Wenn es notwendig ist, wärmen Sie Ihre Hände vor der Massage durch Aneinanderreiben.

- Es sollte mit schnellen Bewegungen, etwa 50 bis 100 pro Minute, massiert werden.

- Wenn der Patient eine empfindliche Haut hat, sollte Massageöl oder Hautpuder aufgetragen werden.

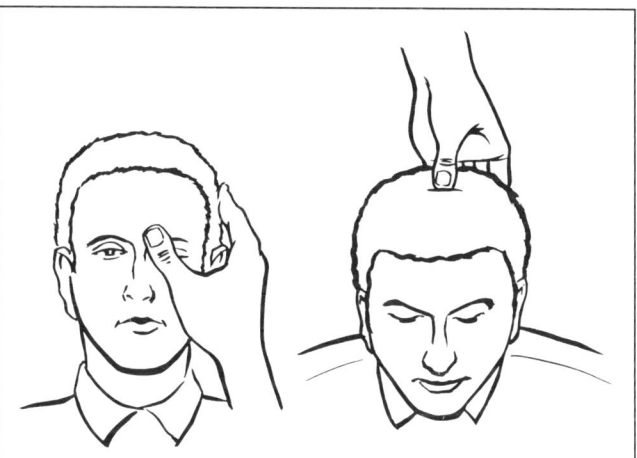

Abb. 19 Bei der Akupressur muß direkter Druck mit der Daumenspitze ausgeübt werden. Diese Zeichnungen sind einem chinesischen Text entnommen, um die Methode genau darzustellen.

■ Manche Patienten schwitzen nach der Behandlung stark. Massieren Sie in einem solchen Fall das nächste Mal weniger, und ziehen Sie sich an kalten oder windigen Tagen warm an.

■ Benutzen Sie während der Schwangerschaft nicht die Punkte Dickdarm 4 (Di 4) und Milz 6 (Mi 6) (vgl. Abb. 23).

Die Technik der Akupressur

Benutzen Sie Nagel und Fingerspitze Ihres Zeigefingers, und massieren Sie die Punkte in der vorgeschlagenen Richtung. Der Fingernagel sollte zur Haut ungefähr im rechten Winkel stehen, darf aber die Haut bei der Massage nicht verletzen. Massieren Sie mit kurzen Bewegungen, auf einer Länge von ungefähr 2,5 cm. Der Druck auf die Körperpunkte sollte deutlich gespürt werden, denn die Punkte müssen ja angeregt werden – er darf jedoch nicht zu starken Schmerzen oder Quetschungen führen. Der Druck sollte so groß sein, daß die Haut nach etwa einer halben Minute leicht gerötet wird, aber die Hautoberfläche darf nicht verletzt werden. Wenn Sie über dem richtigen Punkt sind, setzt vielleicht ein Taubheitsgefühl oder Brennen ein. Die Chinesen nennen das ›Deqi‹ oder ›Erreichen von Qi‹. Das Auftreten dieser Empfindungen ist ein gutes Zeichen und deutet auf einen Erfolg der Akupressur hin.

Der Gebrauch
eines TNS-Geräts

Transkutane Nervenstimulation (TNS)

Wir möchten den Leser daran erinnern, daß *Schmerz ein Symptom darstellt und bei Schmerzen eine gründliche medizinische Untersuchung notwendig ist.* TNS und die möglichen physiologischen Grundlagen wurden bereits geschildert; potentielle nachteilige Wirkungen werden weiter unten beschrieben. Die wichtigste, bisher unbeantwortete Frage lautet: »Wann ist die TNS der Akupressur vorzuziehen?« Wir schlagen folgende Antworten vor:

■ Wenn die TNS von Ihrem Hausarzt, Physiotherapeuten oder einer anderen Person, die in der medizinischen Versorgung tätig ist, empfohlen wird.

■ Wenn die Akupressur zu keiner anhaltenden Verbesserung führt. Sollte die Akupressur nach einigen Wochen der Anwendung nicht mehr als nur kurzzeitige Schmerzlinderung bringen, dann ist die TNS möglicherweise eine gute Methode, die Wirkung der Behandlung zu verlängern.

■ Wenn Sie ein TNS-Gerät zur Verfügung haben, dann empfiehlt es sich, Akupressur bei akuten Schmerzen und TNS bei eher chronischen, lange andauernden Schmerzen einzusetzen.

Wenn die TNS zu einer Verbesserung führt, werden Sie auch mit der Akupressur schon gewisse Erfolge erzielt haben. Manchmal wirkt jedoch die TNS auch dann, wenn die Akupressur versagt, aber auch umgekehrt. Es lohnt sich deshalb, beide Ansätze auszuprobieren, bevor man sich von dieser Art der Schmerzbehandlung abwendet.

Der Einsatz der TNS mag manchmal unbequem sein; möglicherweise möchten Sie das Gerät nicht beim Umgang mit Maschinen, wie einem Rasenmäher, oder bei einem Geschäftstermin benutzen. In einem solchen Fall können Sie das TNS-Gerät am Abend oder zu einem anderen geeigneten Zeitpunkt einsetzen, und die Akupressur zu Ihnen passenden Tageszeiten. Es ist richtig und vernünftig, die beiden Ansätze miteinander zu kombinieren.

Die Methoden zum Auffinden der Punkte sind für TNS und Akupressur identisch. Sie werden im Kapitel ›Die Methode der Akupressur‹ genau beschrieben. Die TNS-Elektroden sind ungefähr 1,5 Quadratzentimeter groß, so daß die Bestimmung der Punkte nicht ganz so präzise wie bei der Akupressur sein muß, aber die Elektroden müssen so angebracht werden, daß der Strom durch den zu behandelnden Punkt fließt.

Das Auffinden der Punkte für die TNS

Bei Schmerzen bedarf der empfindliche Punkt vorrangiger Behandlung. Dieser Punkt oder auch diese Punkte sollten in jeder Behandlungssitzung stimuliert werden. Es ist wichtig, die Punkte erst zu suchen, nachdem Sie den entsprechenden Abschnitt über eine bestimmte Schmerzform gelesen haben,

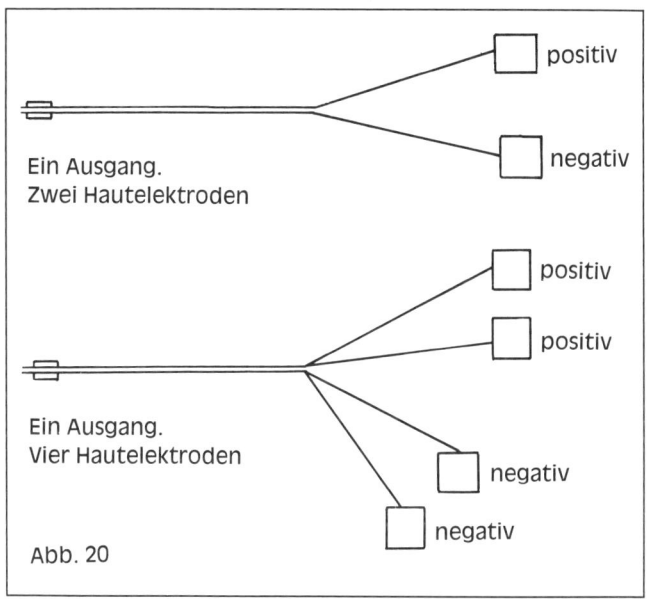

Ein Ausgang.
Zwei Hautelektroden

positiv

negativ

Ein Ausgang.
Vier Hautelektroden

positiv

positiv

negativ

negativ

Abb. 20

da die dort zu findenden Beschreibungen wichtige Informationen für eine effektive Behandlung enthalten. Folgende Regeln sollten bei der Anwendung der TNS beachtet werden:

■ Beginnen Sie grundsätzlich mit dem lokalen empfindlichen Punkt, dort, wo es schmerzt oder nahe daran; wenn dies keine Wirkung hat, benutzen Sie weiter entfernte, z. B. distale Punkte.

■ Möglicherweise gibt es mehrere schmerzhafte Gebiete. Beginnen Sie mit dem Gebiet, das am meisten schmerzt, und überprüfen Sie Ihre Empfindungen nach etwa einer halben Stunde. Wie bei der Akupressur sind unter Umständen nach der Behandlung des empfindlichsten Punktes auch die anderen schmerzhaften Gebiete schmerzfrei.

■ Allgemeinpunkte:
In den Abschnitten über bestimmte Beschwerden werden die Allgemeinpunkte beschrieben, sofern sie von Nutzen sind. Sie sollten bei jeder Behandlung stimuliert werden, *und zwar beidseitig.*

■ Die meisten im Handel erhältlichen TNS-Geräte haben ein oder zwei Ausgänge, an welche die Hautelektroden angeschlossen werden. Jeder Ausgang kann zwei oder vier Elektroden versorgen (vgl. Abb. 20).

Generell ist es von Vorteil, wenn mit dem Gerät vier Hautareale gleichzeitig behandelt werden können. Wie die Abbildung zeigt, kann das auch bei einem billigeren Gerät mit nur einem Ausgang durch Verzweigung der Drähte erreicht werden. Eine andere Möglichkeit ist die Benutzung eines teureren Geräts mit zwei Ausgängen, das theoretisch acht Elektroden versorgen kann. Es ist allerdings selten notwendig, acht Elektroden zu verwenden; vier Elektroden sollten ausreichen.

Bedienungsanleitung für TNS-Geräte

Wenn Sie das Gerät bekommen haben, packen Sie es aus, und lesen Sie die Bedienungsanleitung. Abb. 21 zeigt Ihnen die Bestandteile und Bedienungselemente, die den meisten TNS-Geräten gemeinsam sind. Vergewissern Sie sich, daß eine Batterie eingesetzt ist; einer der häufigsten Gründe für ein Nichtfunktionieren oder Versagen des Geräts ist eine verbrauchte oder gar nicht vorhandene Batterie! Stellen Sie mit den Drähten eine Ver-

76

bindung zwischen Gerät und Elektroden her; Ihre Bedienungsanleitung sollte dies in einfacher Weise erläutern. Plazieren Sie dann die Elektrodenkissen auf die Stelle, die Sie stimulieren wollen.

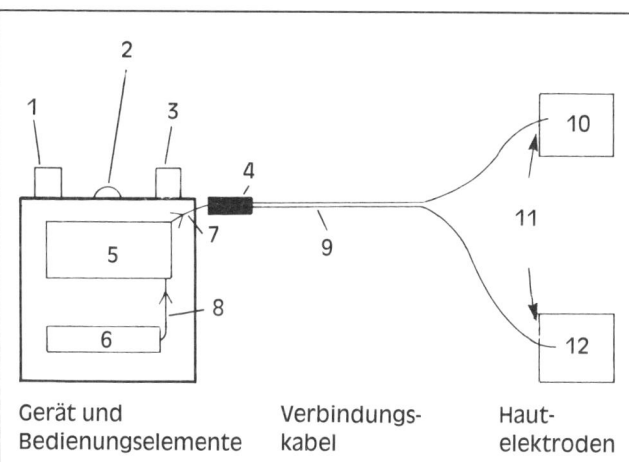

| Gerät und Bedienungselemente | Verbindungskabel | Hautelektroden |

1 Bedienungselement für die Stärke oder Spannung des Reizstroms
2 Leuchtanzeige für Ein / Aus und / oder Frequenz
3 Bedienungselement für die Impulsfrequenz
4 Ausgangsbuchse
5 Elektronik
6 Batterie
7 Verbindung zur Ausgangsbuchse
8 Stromzufuhr von der Batterie
9 Verbindungskabel zwischen Gerät und Elektroden
10 Positive Elektrode
11 Kabelverzweigungen zu den Hautelektroden
12 Negative Elektrode

Abb. 21 Schematische Darstellung eines TNS-Geräts mit einem Ausgang

Es gibt verschiedene Arten von Elektrodenkissen, manche sind zum einmaligen Gebrauch, andere sind wiederverwendbar. Die Einmalkissen sind normalerweise selbstklebend, und auf der Elektrode befindet sich Elektrodenpaste, die den Stromfluß von der Maschine zur Haut erleichtert. Wenn Ihr Gerät schwarze, wiederverwendbare Gummikissen hat, dann sorgen Sie dafür, daß sich zwischen Elektrodenkissen und Haut elektrisch leitfähiges Material befindet. Dazu verwenden Sie leitfähige Elektrodenpaste, die fast immer mit dem Gerät geliefert wird. Wenn Sie die Paste nicht benutzen, ist der Kontakt der Kissen möglicherweise unzureichend, oder die Kissen führen zu einer Hautreizung. Die wiederverwendbaren Gummikissen müssen auf irgendeine Weise auf der Haut befestigt werden. Dies geschieht mit Leukoplast oder den speziellen Klebestreifen, die gewöhnlich zum Lieferumfang des Geräts gehören.

Vom Lieferanten Ihres Geräts wird eine große Auswahl von TNS-Zubehör erhältlich sein. Wenn Sie Unsicherheiten oder Zweifel bezüglich der Inbetriebnahme des Geräts oder der Anbringung der Elektroden haben, dann wenden Sie sich bitte an die Person, von der Sie das Gerät erhalten haben, und fragen Sie um Rat.

TNS-Geräte haben zwei wichtige Bedienungselemente. Mit dem einen können Sie die Anzahl oder Frequenz (Anzahl pro Sekunde) der elektrischen Pulse, die durch den Körper geleitet werden, einstellen. Die elektrischen Kennzeichen eines einzelnen Pulses zeigt Abb. 22. Das andere Bedienungselement regelt die *Amplitude, Spannung* oder *Größe* des Impulses. Diese beiden Kontrollelemente können bei verschiedenen Geräten voneinander

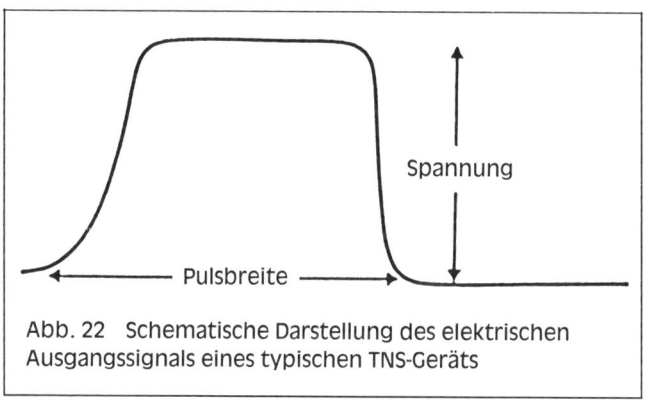

Abb. 22 Schematische Darstellung des elektrischen Ausgangssignals eines typischen TNS-Geräts

abweichend gekennzeichnet sein, jedoch sollte ein sorgfältiges Lesen der Bedienungsanleitung Klarheit schaffen. Im allgemeinen ist hochfrequente Stimulation (mehr als 100 Hertz oder Schwingungen pro Sekunde) sinnvoll bei akuten Schmerzen oder kurzem Einsatz des TNS-Geräts. Niedrigfrequente Stimulation (10 Hertz oder Schwingungen pro Sekunde) ist geeigneter bei langfristigem Einsatz des TNS-Geräts oder bei lang andauernder Reizung. Oftmals sind die Einstellungen am Gerät in genauen Frequenzwerten nur schwer möglich. Jedes Gerät sollte jedoch so eingestellt werden können, daß eine Ausgangsfrequenz von weniger als 10 Hertz oder mehr als 100 Hertz erzielt werden kann.

Die Stärke oder Amplitude der Ausgangssignale sollte so justiert werden, daß eine *angenehm prikkelnde Empfindung entsteht.* TNS sollte keine Schmerzen verursachen, die Ergebnisse würden dadurch nicht verbessert.

Einige Geräte haben eine Einstellmöglichkeit für die Pulsbreite. Diese Einstellung bezieht sich auf die physikalische Breite des Pulses und wird normalerweise in Mikrosekunden angegeben. Manche Menschen empfinden bestimmte Pulsbreiten als unangenehm, andere Menschen eher als angenehm. Das Gerät sollte so eingestellt werden, daß die Stimulation als angenehm empfunden wird. Bis jetzt gibt es keine Hinweise darauf, daß die Veränderung der Pulsbreite das Behandlungsergebnis beeinflußt. Wenn diese Einstellmöglichkeit gegeben ist, sollte man sich also nur von der Stimulation, die einem angenehm ist, leiten lassen.

Allgemeine Regeln
für die Benutzung von TNS-Geräten

Es gibt eine Reihe von allgemeinen Regeln für die Benutzung von TNS-Geräten:

■ Es ist sinnvoll, sich vor dem Kauf zunächst für einige Wochen ein Gerät zu leihen. Auf diese Weise kann die Wirksamkeit des Geräts überprüft werden, und Sie können dann entscheiden, ob sich die Anschaffung wirklich lohnt.

■ Das Gerät sollte anfangs pro Tag eine halbe bis ganze Stunde benutzt werden. Vielleicht stellen Sie fest, daß ein verlängerter Einsatz des Geräts eine effektivere Schmerzminderung zur Folge hat. In diesem Fall kann das Gerät auch für längere Zeiträume täglich eingesetzt werden – manche Patienten benötigen das Gerät 24 Stunden am Tag. Der kontinuierliche Einsatz vermindert nicht unbedingt die Wirksamkeit. Die Bedürfnisse sind bei verschiedenen Schmerzarten und Patienten sehr verschieden, und das Gerät sollte so eingesetzt werden, daß der maximale klinische Nutzen erzielt wird.

- Plazieren Sie die negative oder schwarze Elektrode (die Drähte sind normalerweise gekennzeichnet) an der schmerzhaftesten Stelle, da dies den Behandlungsnutzen erhöht. Es ist beim Einsatz von TNS-Geräten nicht notwendig, den Verlauf, die Verteilung oder die Flußrichtung von Meridianen zu beachten.
- Leihweise kann man die Geräte am einfachsten von Ärzten, Physiotherapeuten oder Schmerzkliniken erhalten.

Reaktion auf die Behandlung

Während der zwei oder drei Wochen, in denen Sie das Gerät erproben, sollten Sie nacheinander alle Punkte, die für bestimmte Beschwerden im nächsten Kapitel beschrieben werden, versuchsweise stimulieren. Die Häufigkeit und Dauer der Behandlung sollte variiert werden, bis Sie die ›beste‹ Kombination gegen Ihre Schmerzen finden. Der entscheidendste Punkt ist die genaue Plazierung der Elektroden; kleine Veränderungen in der Position der Elektrodenkissen können starke Verbesserungen des Behandlungserfolgs bewirken. Der Patient muß daher genau auf die Abbildungen, d. h. die Lage der Punkte achten, so daß die Elektroden wirklich auf den Akupunkturpunkten plaziert werden.

Während dieser drei oder vier Wochen kann eine von vier Reaktionen auf die Behandlung eintreten:

- Es kann eine *schnelle und sofortige Besserung* eintreten. In diesem Fall benötigen Sie möglicherweise das TNS-Gerät selten (vielleicht alle drei oder vier Tage), um eine gute klinische Reaktion zu erreichen.

- *Eine langsame, aber stetige Reaktion.* Die Schmerzen können sich in den ersten zwei oder drei Wochen nach und nach vermindern; die Schmerzverminderung kann sich in den nächsten sechs oder neun Monaten noch verbessern, wird sich dann aber stabilisieren. Bei dieser Art von Reaktion sollte das Gerät oft und regelmäßig benutzt werden; je häufiger Sie behandeln, desto größer wird der Erfolg sein.
- Manche Patienten zeigen auf die Behandlung *eine negative Reaktion,* das heißt, daß die Schmerzen nach der Behandlung vorübergehend schlimmer werden können. In einem solchen Fall ist es sehr wahrscheinlich, daß Sie mit kurzen, seltenen TNS-Behandlungen eine positive Reaktion erzielen. Eine negative Reaktion bedeutet, daß zu viel stimuliert wurde.
- Es tritt möglicherweise *keine Verbesserung* ein. Wenn sich Ihre Schmerzen nicht nach drei oder vier Wochen, in denen Sie TNS mit verschiedenen Frequenzen und an verschiedenen Körperstellen erprobt haben, ändern, dann sollten Sie das Gerät nicht weiter verwenden, da Sie damit Ihre Schmerzen nicht beeinflussen können.

Die hier beschriebene Vorgehensweise macht es notwendig, daß sich ein TNS-Gerät in den drei oder vier Wochen der Erprobung im Besitz des Patienten befindet. Manche Ärzte oder Physiotherapeuten setzen das Gerät nur kurz unter der Woche ein oder verleihen es nur für etwa eine Woche. Diese Art der Erprobung von TNS ist nicht ausreichend, da ein längerer und intensiverer Einsatz dieser Methode oft zu Verbesserungen führt, auch wenn ein erster Versuch keine Ergebnisse zeigt.

Schädliche Nebenwirkungen

Die Behandlung mit einem TNS-Gerät ist eine sehr sichere Methode, besonders, wenn Sie die folgenden Regeln beachten:

- *Behandeln Sie Schmerzen nicht, ohne die Schmerzursachen zu kennen. Schmerzen sind Symptome, die eine Untersuchung notwendig machen. Es kann gefährlich sein, Schmerzen ohne eine vorherige gründliche Untersuchung zu behandeln.*

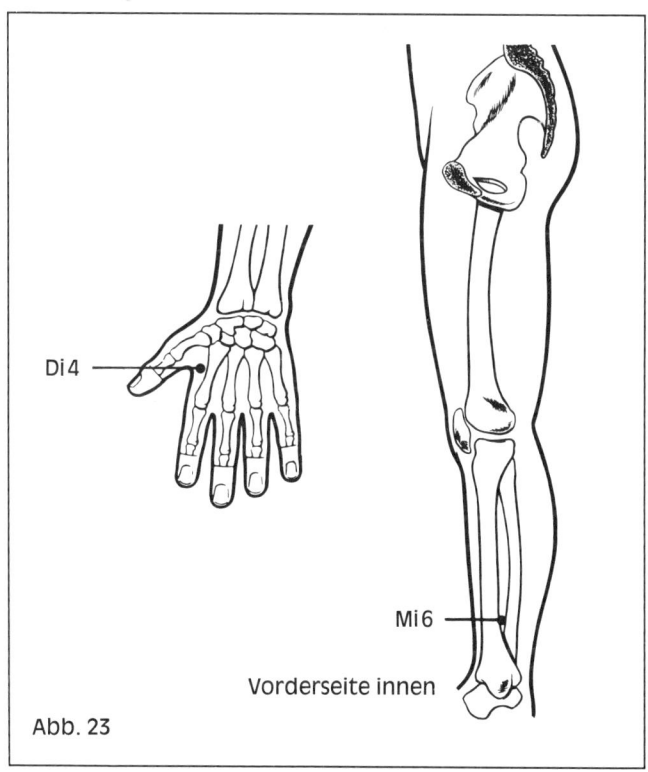

Di 4

Mi 6

Vorderseite innen

Abb. 23

■ Benutzen Sie keine TNS-Geräte, wenn Sie einen Herzschrittmacher tragen. Manchmal kann der Rhythmus des Schrittmachers durch das TNS-Gerät in gefährlicher Weise verändert werden. Wenn Sie an sich selbst ein TNS-Gerät anwenden, so ist das ungefährlich für Personen aus Ihrer Familie oder in Ihrer Nähe, die einen Schrittmacher tragen; nur Sie selbst sollten kein TNS-Gerät verwenden, wenn Sie einen Schrittmacher haben.

■ Manchmal kann eine Hautreaktion auf die Elektrodenpaste auftreten. Es handelt sich meist um einen juckenden Ausschlag, der sich bei weiterer Anwendung der Paste verschlimmert. Sollte dieses Problem auftreten, so verwenden Sie eine andere Paste. Wenn das Problem anhält, dann suchen Sie ärztlichen Rat; oft kann eine einfache Hautcreme Abhilfe schaffen. Sie sollten auch die Plazierung der Elektroden an verschiedenen Stellen in Betracht ziehen.

■ Wenn Sie schwanger sind, verwenden Sie nicht die Punkte Di4 und Mi6 (vgl. Abb. 23).

■ Es kann gefährlich sein, ein TNS-Gerät zu benutzen, während Sie mit Geräten hantieren (etwa beim Autofahren oder Rasenmähen) oder beim Kochen. Durch zufälliges Verstellen der Signalstärke erhalten Sie möglicherweise plötzlich einen elektrischen Schlag; dies kann zur Folge haben, daß Sie die Kontrolle über das Auto oder den Rasenmäher verlieren oder den Inhalt des heißen Kochtopfs verschütten. Benutzen Sie daher TNS-Geräte nicht in Situationen, in denen solche Gefahren drohen.

Behandlung spezieller Krankheiten

Allgemeine Richtlinien

Die folgenden allgemeinen Richtlinien sollten bei der Schmerzbehandlung, sei es mit Akupressur oder TNS, beachtet werden.

■ Bitte lesen Sie das Kapitel ›Die Methode der Akupressur‹, bevor Sie mit der Akupressur arbeiten, und das Kapitel ›Der Gebrauch eines TNS-Geräts‹, bevor Sie mit TNS arbeiten.

■ Stellen Sie sicher, daß Sie die Schmerzursachen kennen, bevor Sie mit der Schmerzbehandlung beginnen. Schmerz ist ein Symptom, das ein Warnsignal sein kann; *Sie sollten sich im Hinblick auf Ihre Schmerzen immer ärztlich untersuchen lassen, bevor Sie selbst mit der Behandlung beginnen.*

■ Bei der Schmerzbehandlung ist es wichtig, lokale Punkte an der schmerzenden Stelle oder ihrer Umgebung zuerst zu stimulieren.

■ Wenn Sie eine schmerzende Stelle behandeln, so untersuchen Sie sie zunächst sorgfältig, und finden Sie den schmerzempfindlichsten Punkt heraus. Dieser sollte zuerst stimuliert werden. Möglicherweise benötigen Sie die Hilfe eines Freundes bei der Anwendung von Akupressur oder

TNS, wenn Sie den schmerzhaften Punkt nicht selbst erreichen können, z. B. wenn er am Rükken liegt.

■ Wenn Sie einen empfindlichen Punkt finden, der nicht in den jeweiligen Abbildungen eingetragen ist, dann sollten Sie ihn dennoch behandeln. Die Chinesen nennen diese Punkte ›Ah Shi‹- oder ›Aua‹-Punkte. Der ›Ah Shi‹-Punkt sollte also bei jeder schmerzhaften Beschwerde stimuliert werden.

■ Anschließend sollten Sie die distalen (entfernten) Punkte behandeln. Im Idealfall sollten für eine bestimmte Beschwerde innerhalb einer Behandlungssitzung lokale und distale Punkte behandelt werden. In manchen Fällen brauchen distale Punkte nicht einbezogen zu werden; dies ist aber in den nächsten Abschnitten deutlich beschrieben.

■ Bei manchen Beschwerden wird auch die Behandlung von Allgemeinpunkten beschrieben. Diese Punkte beeinflussen das allgemeine Tonusniveau und verbessern die durch Akupressur und TNS erzielten Resultate. Die Allgemeinpunkte sollten beidseitig behandelt werden.

■ Achten Sie bei der Akupressur auf die Massagerichtung.

■ Bei der Anwendung von TNS muß die negative Elektrode an der schmerzhaftesten Stelle angelegt werden.

■ Behandeln Sie in der Schwangerschaft nicht die Punkte Di 4 und Mi 6, weder mit Akupressur noch mit TNS (vgl. Abb. 23).

■ Verwenden Sie keine TNS, wenn Sie einen Herzschrittmacher tragen, denn TNS könnte die Funktion Ihres Schrittmachers stören.

Kopfschmerz (Migräne) frontal

Migräne ist eine bestimmte Art von Kopfschmerz, die oft viele Stunden andauert und von Sinnesempfindungen wie Lichtblitzen, Übelkeit und Erbrechen begleitet ist. Wenn Sie an Migräne leiden, dann beginnen Sie die Behandlung der angegebenen Punkte bereits beim Auftreten der Warnzeichen (z. B. Lichtblitze). Fahren Sie mit der Behandlung in regelmäßigen Abständen (etwa alle Stunde) fort, bis die Kopfschmerzen völlig verschwunden sind.

Bitte beachten Sie die allgemeinen Behandlungsregeln, die in den Kapiteln über Akupressur und TNS zu finden sind.

Behandeln Sie grundsätzlich zuerst die lokalen Punkte und dann, wie beschrieben, die distalen und Allgemeinpunkte.

Lage der Punkte

Lokale Punkte

Ga 14   Ungefähr 2 cm über der Augenbrauenmitte.

Yintang Zwischen den Augenbrauen, auf der Nasenwurzel.

Ha 2   An der Verbindungsstelle von Augenbrauen und Nasenwurzel.

Distaler Punkt

Di 4   Zwischen Daumen und Zeigefinger, ungefähr 2 cm unterhalb des Zeigefingerknöchels.

Allgemeinpunkte

Ma36   Ungefähr 7 cm unterhalb des Unterrands
        der Kniescheibe und 2 cm lateral des
        Schienbeinkamms.
Le3   Ungefähr 5 cm oberhalb der Falte zwischen
        großer und zweiter Zehe.

Behandeln Sie die lokalen und distalen Punkte nur
auf der schmerzhaften Körperseite. Behandeln Sie
die Allgemeinpunkte (Ma36 und Le3) beidseitig.

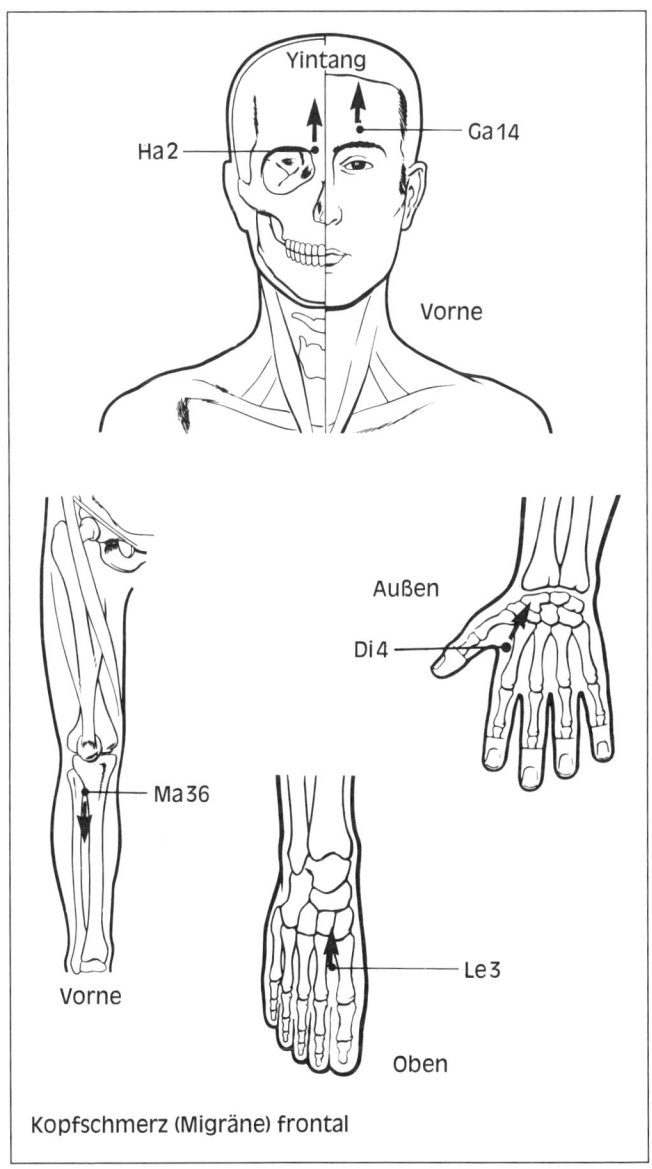

Kopfschmerz (Migräne) frontal

Kopfschmerz (Migräne) okzipital

Dies ist ein Migränekopfschmerz, der im hinteren Teil des Kopfes auftritt. Viele Menschen mit Hinterhauptkopfschmerzen haben auch Probleme mit dem Nacken, und es empfiehlt sich, den Abschnitt über Nackenschmerzen zu lesen und zu überlegen, ob nicht auch einige der dort genannten Punkte stimuliert werden sollten. Behandeln Sie immer die lokalen empfindlichen Punkte.

Lage der Punkte

Lokale Punkte

Ga 20   Am unteren hinteren Schädelrand direkt neben dem obersten Nackenwirbel.

Distale Punkte

Di 4   Zwischen Daumen und Zeigefinger, ungefähr 2 cm unterhalb des Zeigefingerknöchels.

Ha 60   Auf der lateralen Seite des Knöchels. In der Mitte zwischen dem hervortretenden Knöchelgelenk und der Sehne an der Rückseite des Fußes, in dem dünnen fleischigen Gebiet zwischen diesen beiden Orientierungspunkten.

Allgemeinpunkt

Ma 36   Ungefähr 7 cm unterhalb des Unterrands der Kniescheibe und 2 cm lateral des Schienbeinkamms.

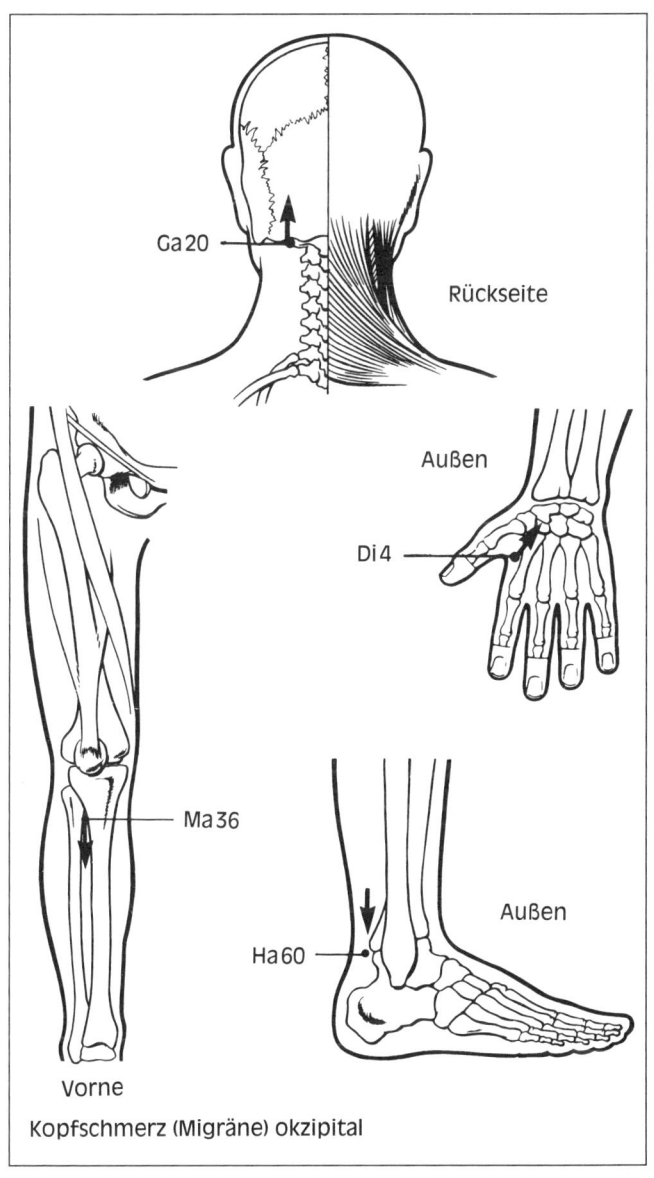

Ga 20

Rückseite

Außen

Di 4

Ma 36

Ha 60

Außen

Vorne

Kopfschmerz (Migräne) okzipital

Kopfschmerz (Migräne) temporal

Dies ist ein Kopfschmerz, der in der Schläfe auftritt.

Lage der Punkte

Lokale Punkte

Ga20 Am unteren hinteren Schädelrand direkt neben dem obersten Nackenwirbel.

Taiyang Über der Schläfe, in den Muskeln direkt hinter dem Auge, aber auf derselben Höhe wie der äußere Teil des Auges.

Distale Punkte

DE5 Ungefähr 4 cm oberhalb des Handrückens zwischen den hervorstehenden Unterarmknochen.

Ga34 Ungefähr 6 cm unterhalb des Kniegelenks, auf der Seite des Beins, direkt unterhalb des Knochenvorsprungs.

Ha60 Auf der lateralen Seite des Knöchels. In der Mitte zwischen dem hervortretenden Knöchelgelenk und der Sehne an der Rückseite des Fußes, in dem dünnen fleischigen Gebiet zwischen diesen beiden Orientierungspunkten.

Le3 Ungefähr 5 cm oberhalb der Falte zwischen großer und zweiter Zehe.

Allgemeinpunkt

Ma36 Ungefähr 7 cm unterhalb des Unterrands der Kniescheibe und 2 cm lateral des Schienbeinkamms.

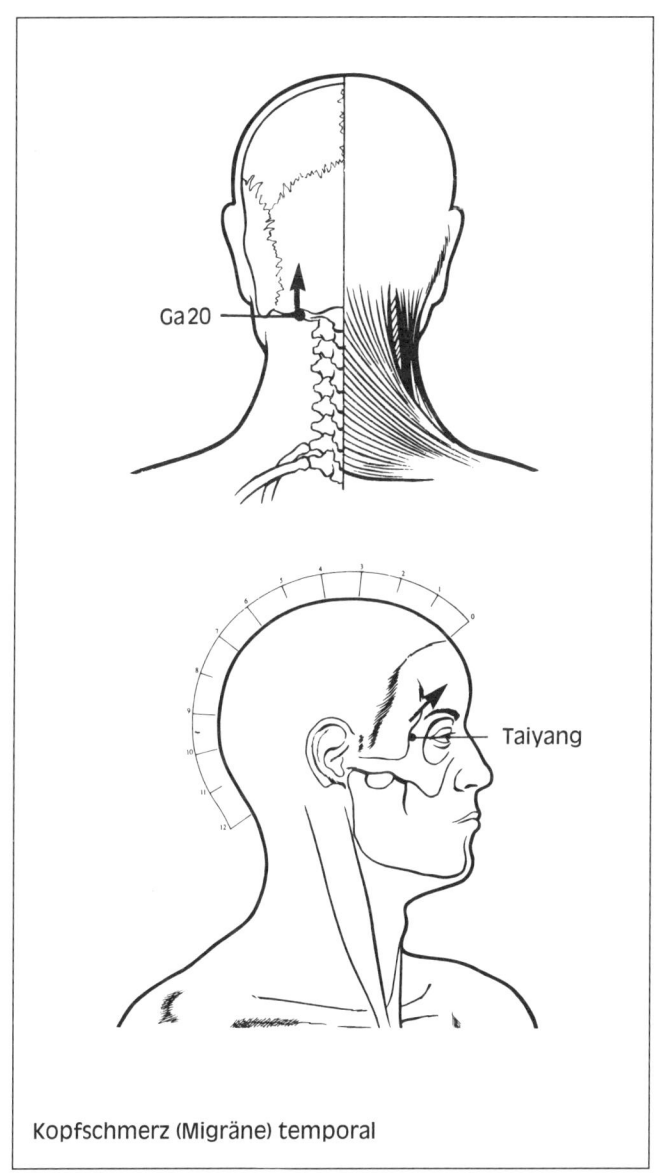

Ga 20

Taiyang

Kopfschmerz (Migräne) temporal

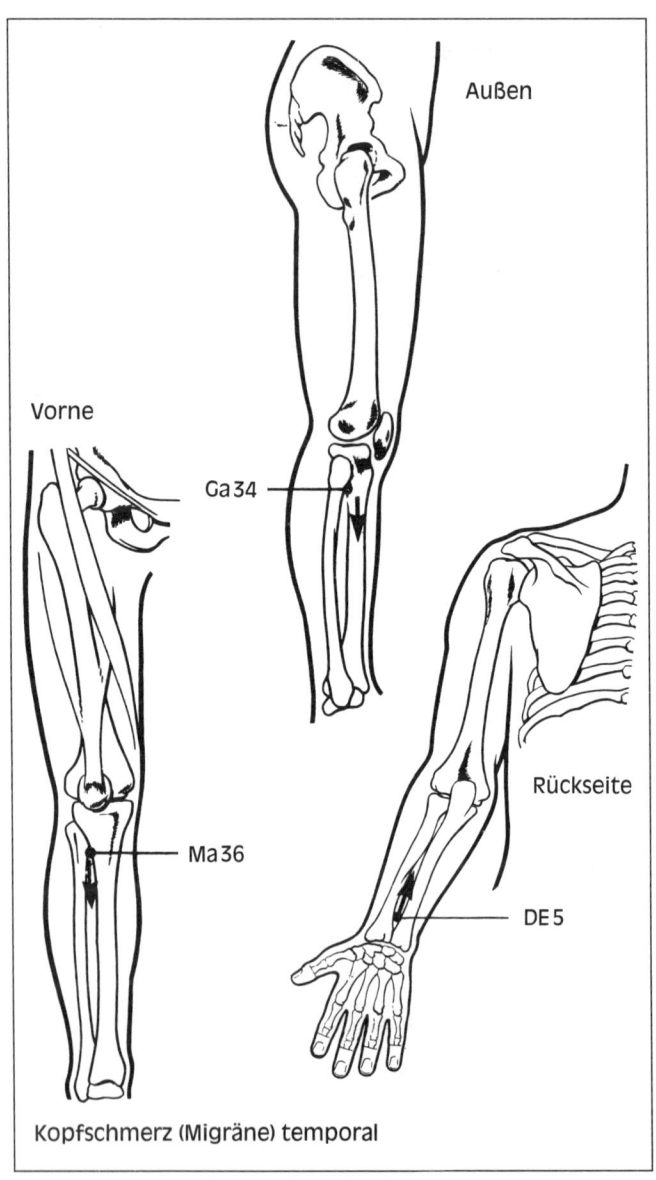

Außen

Vorne

Ga 34

Ma 36

Rückseite

DE 5

Kopfschmerz (Migräne) temporal

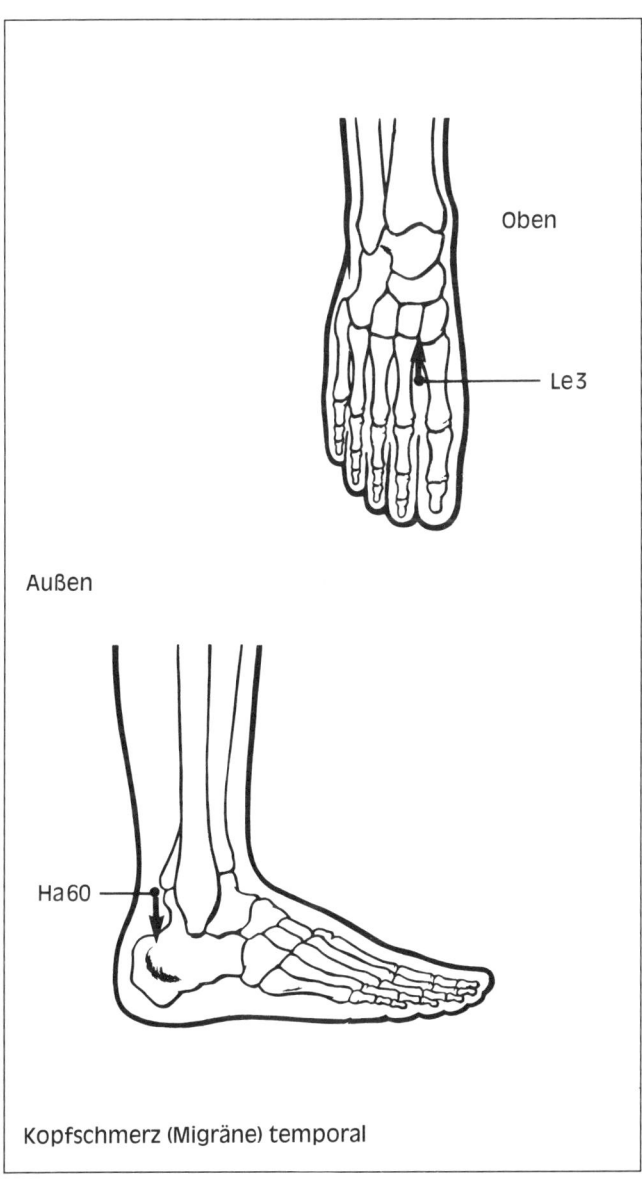

Oben

Le 3

Außen

Ha 60

Kopfschmerz (Migräne) temporal

Augenschmerzen

Diese Schmerzen können aus vielerlei Gründen auftreten. Meistens sind sie mit Kopfschmerzen und Migräne verbunden; wenn Sie ständig Augenschmerzen ohne damit verbundene Kopfschmerzen haben, dann lassen Sie sich bitte von einem Allgemein- oder Augenarzt untersuchen.

Lage der Punkte

Lokale Punkte

Ha1   Am inneren Augenrand.
Taiyang Über der Schläfe, in den Muskeln direkt hinter dem Auge, aber auf derselben Ebene wie der äußere Teil des Auges.

Distaler Punkt

Di4   Zwischen Daumen und Zeigefinger, ungefähr 2 cm unterhalb des Zeigefingerknöchels.

Allgemeinpunkt

Le3   Ungefähr 5 cm oberhalb der Falte zwischen großer und zweiter Zehe.

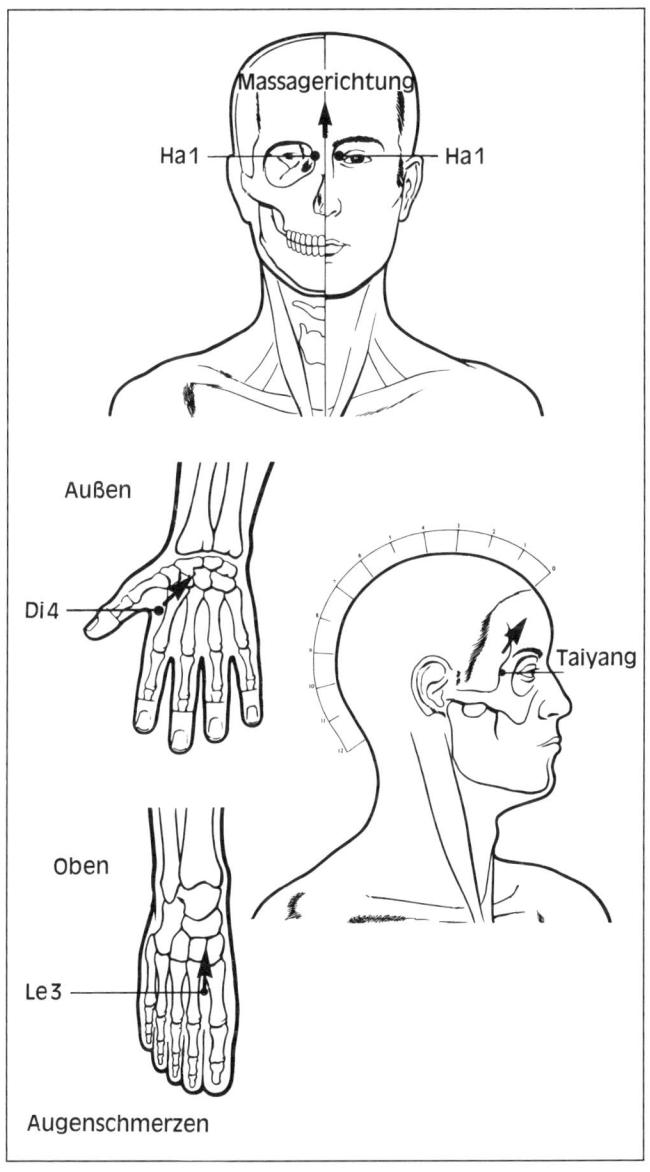

Massagerichtung

Ha1 — — Ha1

Außen

Di 4

Taiyang

Oben

Le 3

Augenschmerzen

Kieferschmerzen

Diese Schmerzen können durch eine Arthritis des Kiefergelenks (temporomandibulares Gelenk) verursacht werden.

Lage der Punkte

Lokale Punkte

Ma6   Genau am Unterkieferwinkel.
Ma7   Direkt vor und unterhalb des Kiefergelenks.
Dü19   Direkt vor und fast über dem Gehörgang.

Distaler Punkt

Di4   Zwischen Daumen und Zeigefinger,
        ungefähr 2 cm unterhalb des Zeigefinger-
        knöchels.

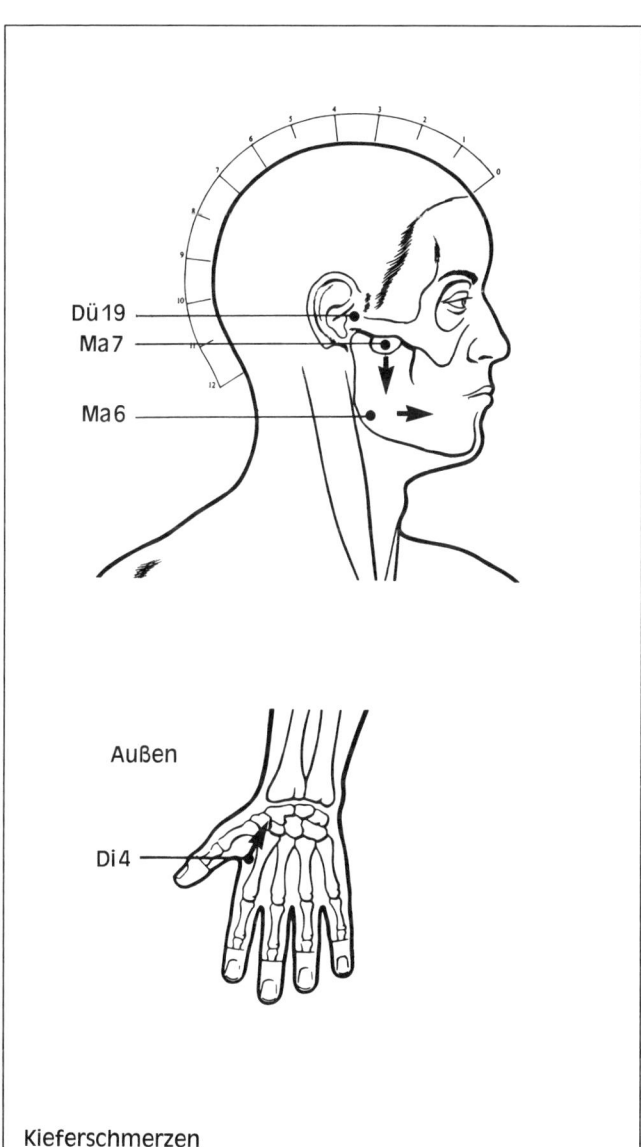

Dü 19
Ma 7
Ma 6

Außen

Di 4

Kieferschmerzen

Zahnschmerzen

Wenn Sie Zahnschmerzen haben, gibt es dafür möglicherweise einen triftigen medizinischen Grund, und Sie sollten Ihren Zahnarzt aufsuchen. Akupressur und TNS können dazu benutzt werden, die akuten Schmerzen zu lindern.

Lage der Punkte

Lokale Punkte

Ma7   (Für die Behandlung von Zahnschmerzen im Oberkiefer)
         Direkt vor und unterhalb des Kiefergelenks.

Ma6   (Für die Behandlung von Zahnschmerzen im Unterkiefer)
         Genau am Unterkieferwinkel.

Behandeln Sie diese Punkte auf der schmerzenden Seite, jeden empfindlichen Punkt im schmerzhaften Gesichtsgebiet mit Massage oder TNS.

Distale Punkte

Ma44   (Für die Behandlung von Zahnschmerzen im Oberkiefer)
         Dieser Punkt befindet sich 1 cm über der Hautfalte, die zwischen zweiter und dritter Zehe liegt.

Di4   (Für die Behandlung von Zahnschmerzen im Unterkiefer)
         Zwischen Daumen und Zeigefinger, ungefähr 2 cm unterhalb des Zeigefingerknöchels.

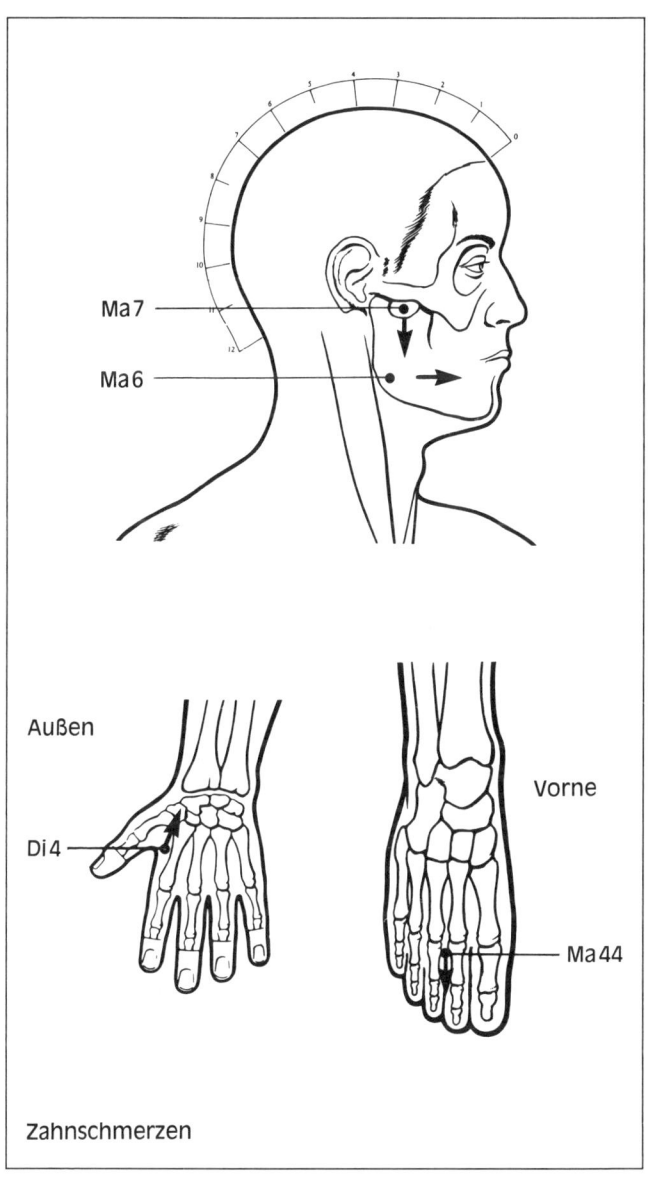

Zahnschmerzen

Nackenschmerzen

Chronische Nackenschmerzen sind normalerweise auf eine Arthritis im Nacken zurückzuführen, aber akute Nackenschmerzen können von einer Verrenkung oder Zerrung herrühren.

Lage der Punkte

Lokale Punkte

Ga20   Am unteren hinteren Schädelrand direkt neben dem obersten Nackenwirbel.

Ga21   In der Mitte zwischen Wirbelsäule und Schulterspitze, auf dem Muskel über der Schulter.

Go14   In der Wirbelsäulenmitte direkt unterhalb der knöchernen Erhebung am unteren Nackenende.

Distale Punkte

Di4   (Wenn die Schmerzen an der Vorderseite von Nacken und Schulter auftreten) Zwischen Daumen und Zeigefinger, ungefähr 2 cm unterhalb des Zeigefingerknöchels.

Dü3   (Wenn die Schmerzen am Schulterblatt auftreten) Am Ursprung des kleinen Fingers, direkt unterhalb des Knöchels. Wenn Sie massieren, legen Sie Ihren Daumen auf die Seite der Handfläche und massieren Sie in Richtung des Handgelenks.

Bei Nackenschmerzen ist auf lokale empfindliche Punkte über dem Schulterblatt zu achten.

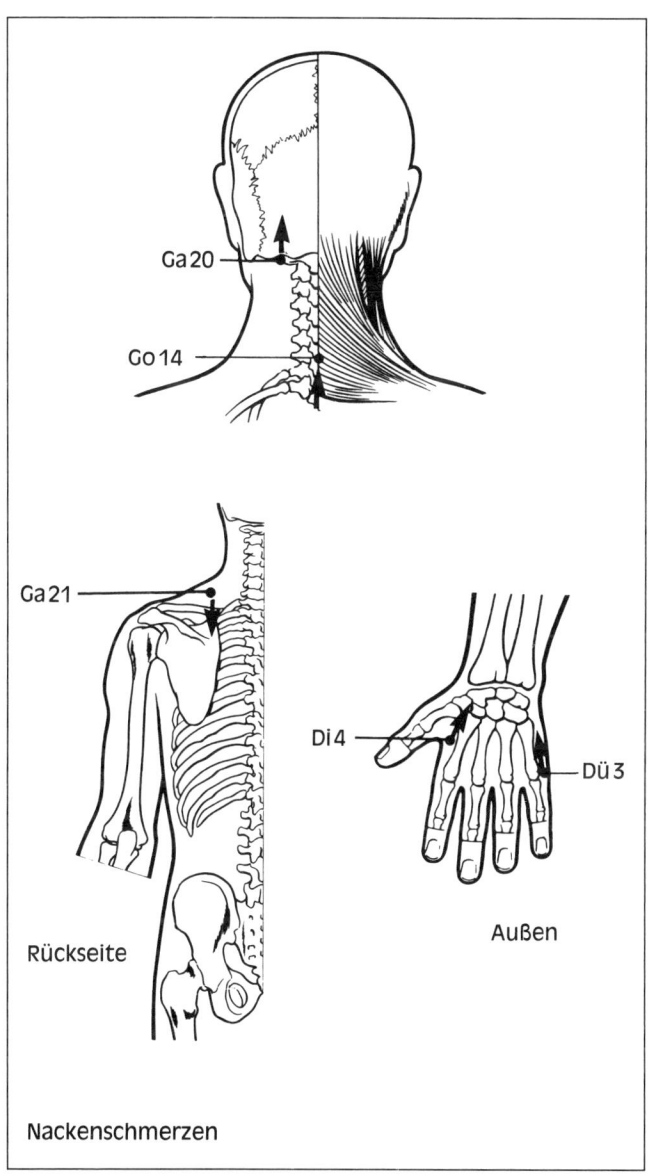

Ga 20

Go 14

Ga 21

Di 4

Dü 3

Außen

Rückseite

Nackenschmerzen

Schulterschmerzen

Schulterschmerzen sollten im Frühstadium und intensiv behandelt werden. Wenn Schulterschmerzen chronisch werden, kann eine verhärtete Schulter das Ergebnis sein, mit jahrelangen Schmerzen und eingeschränkter Beweglichkeit. Wenn Sie mit der Behandlung keinen schnellen Erfolg erzielen, wenden Sie sich an einen Arzt oder Physiotherapeuten.

Lage der Punkte

Lokale Punkte

Ga 21   In der Mitte zwischen Wirbelsäule und Schulterspitze, auf dem Muskel über der Schulter.

Di 14   Ungefähr 5 cm unterhalb der Vorderseite der Achselhöhle, seitlich der Schulter.

Di 15   Auf der Vorderseite der Schulter, direkt unterhalb des Kamms des Knochens, der über dem Schultergelenk liegt.

DE 14   Auf der Rückseite der Schulter, direkt unterhalb des Kamms des Knochens, der über dem Schultergelenk liegt.

Distale Punkte

Di 11   Auf der lateralen Seite des Ellenbogens, in dem fleischigen Muskel zwischen Ellenbogengelenk und Armbeuge.

Di 4   Zwischen Daumen und Zeigefinger, ungefähr 2 cm unterhalb des Zeigefingerknöchels.

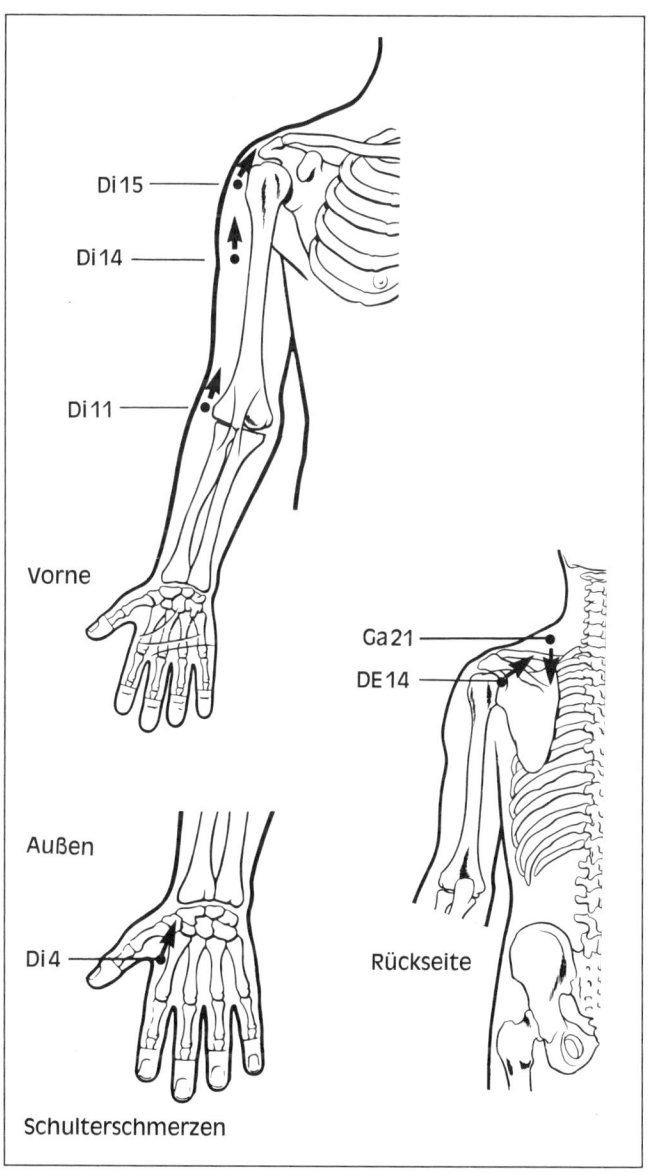

Di 15

Di 14

Di 11

Vorne

Ga 21

DE 14

Außen

Rückseite

Di 4

Schulterschmerzen

Tennisarm

Entsteht durch eine Entzündung der Muskeln, die vom Humerus (dem Knochen des Oberarms) zum Handrücken führen. Wenn der Ellenbogen zu sehr belastet wurde, z. B. durch Tennisspielen, dann führt das zu einer Sehnenentzündung (zwischen Muskel und Knochen).

Lage der Punkte

Lokaler Punkt

Di 11   Auf der lateralen Seite des Ellenbogens, in dem fleischigen Muskel zwischen Ellenbogengelenk und Armbeuge.

Es ist sehr wichtig, den lokalen empfindlichen Punkt zu finden und ihn so präzise wie möglich zu behandeln.

Distaler Punkt

DE 5   Ungefähr 4 cm oberhalb des Handrückens zwischen den hervorstehenden Unterarmknochen.

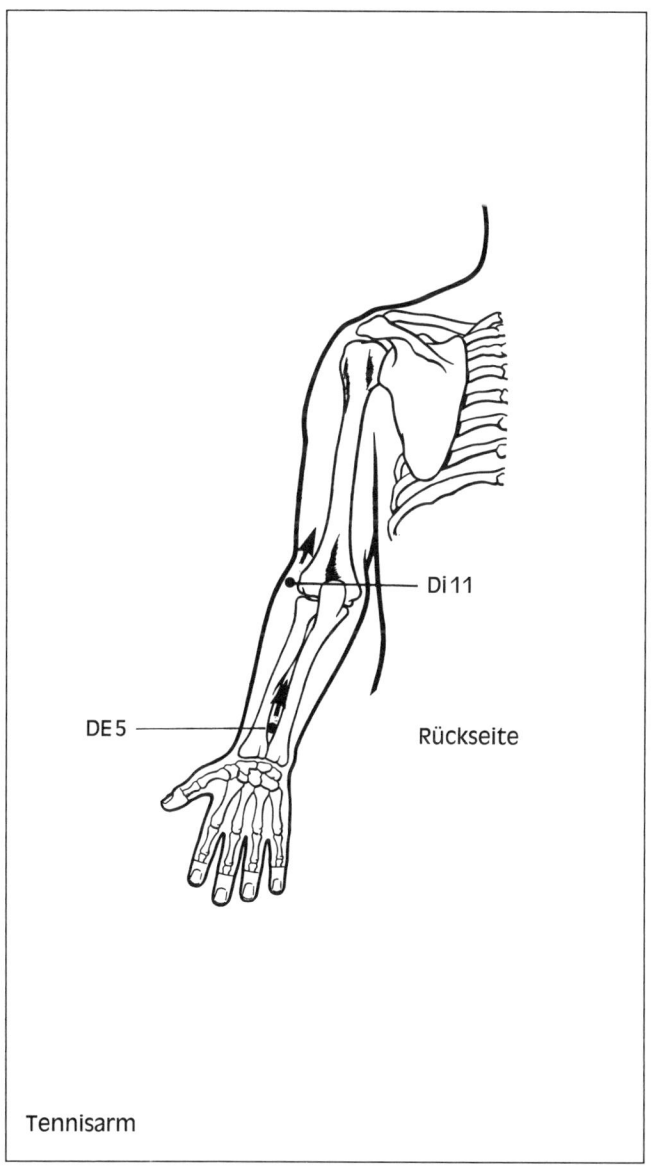

Di 11

DE 5

Rückseite

Tennisarm

Handgelenkschmerzen

Diese werden oft durch eine übermäßige Belastung des Handgelenks verursacht. Sie finden sich
bei Menschen, die plötzlich bestimmte Aktivitäten
intensiv betreiben, wie Gartenpflege in den ersten
Frühlingswochen, oder bei Patienten mit rheuma-
tischer Arthritis. Manchmal kann ein Nerv, der über
das Handgelenk in die Hand zieht, eingeklemmt
werden. Dies wird das ›Karpaltunnelsyndrom‹
genannt und kann zu Schmerzen in Handgelenk
und Arm führen, besonders nachts. Handgelenkschmerzen können auch mit einer Nackenarthritis
verbunden sein, und von einem eingeklemmten
Nerv im Nacken können Schmerzen in das Handgelenk und die Hand ausstrahlen.

Es müssen nur lokale Punkte behandelt werden.

Lage der Punkte

Lokale Punkte

KS 7	Dies ist in der Handgelenksmitte auf der Seite der Handfläche. Der Punkt ist beson-ders nützlich beim Karpaltunnelsyndrom.
DE 4	In der Mitte der Rückseite des Handgelenks.
Dü 5	Auf der Rückseite des Handgelenks, oberhalb des kleinen Fingers; genau am Übergang von der Hand ins Handgelenk.
Di 5	Am Anfang des Daumens, am Übergang zum Handgelenk.

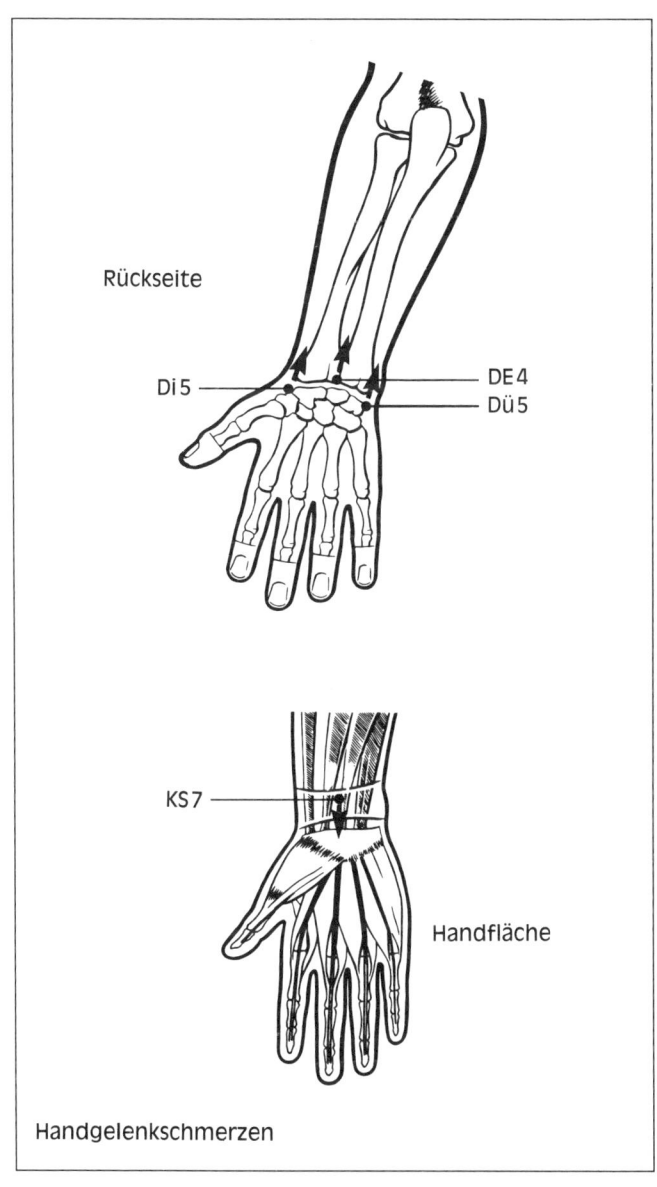

Rückseite

Di 5

DE 4
Dü 5

KS 7

Handfläche

Handgelenkschmerzen

Handschmerzen

Diese werden normalerweise durch eine Verletzung oder Arthritis verursacht. Eine rheumatische Arthritis führt zu starken Handschmerzen, vor allem morgens; auch eine Knochenarthritis kann zu Handschmerzen führen, besonders bei Bildung von zusätzlichen Knötchen an den äußeren Fingergelenken. Sie sollten nur lokale Punkte stimulieren.

Lage der Punkte

Lokaler Punkt

Di 4   Zwischen Daumen und Zeigefinger, ungefähr 2 cm unterhalb des Zeigefingerknöchels.

Zusätzliche Punkte

Diese Punkte befinden sich direkt unterhalb der Knöchel in den Muskeln zwischen den Handknochen.

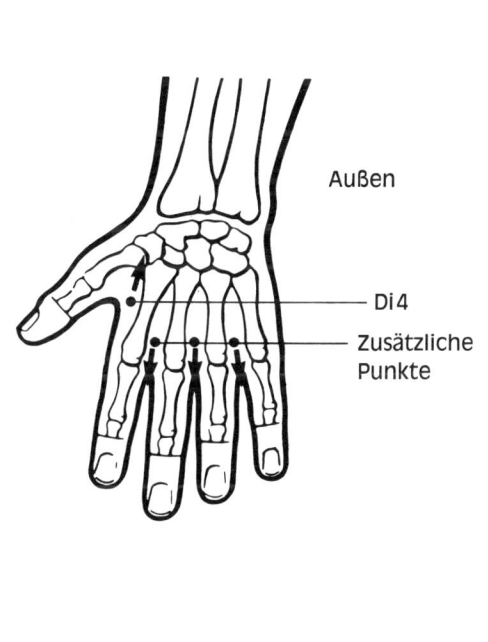

Außen

Di 4

Zusätzliche
Punkte

Handschmerzen

Zwischenrippenneuralgien

Diese Schmerzen sind meist auf eine Arthritis oder Verletzung der Wirbelsäule zurückzuführen; diese Verletzung führt u. U. zu Schmerzen, die zur Seite oder nach vorne ausstrahlen. Es ist wichtig, die Ursachen festzustellen, da Zwischenrippenneuralgien auch durch Gürtelrosen, Herzkrankheiten oder Lungeninfektionen ausgelöst werden können. Eine ärztliche Untersuchung ist absolut notwendig!

Lage der Punkte

Wenn Sie am Rücken die Punkte suchen, denken Sie daran, daß der hervortretende Wirbel am unteren Nacken der siebte Halswirbel ist und sich darunter der erste von zwölf Brustwirbeln befindet.

Lokale Punkte (immer 4 cm seitlich der Wirbelsäulenmitte auf Höhe eines bestimmten Brustwirbels)

Ha 12	auf Höhe des zweiten Brustwirbels.
Ha 13	auf Höhe des dritten Brustwirbels.
Ha 14	auf Höhe des vierten Brustwirbels.
Ha 15	auf Höhe des fünften Brustwirbels.
Ha 16	auf Höhe des sechsten Brustwirbels.
Ha 17	auf Höhe des siebten Brustwirbels.
Ha 18	auf Höhe des neunten Brustwirbels.
Ha 19	auf Höhe des zehnten Brustwirbels.

Distale Punkte

Ga 34	Ungefähr 6 cm unterhalb des Kniegelenks, auf der Seite des Beins, direkt unterhalb des Knochenvorsprungs.
Le 3	Ungefähr 5 cm oberhalb der Falte zwischen großer und zweiter Zehe.

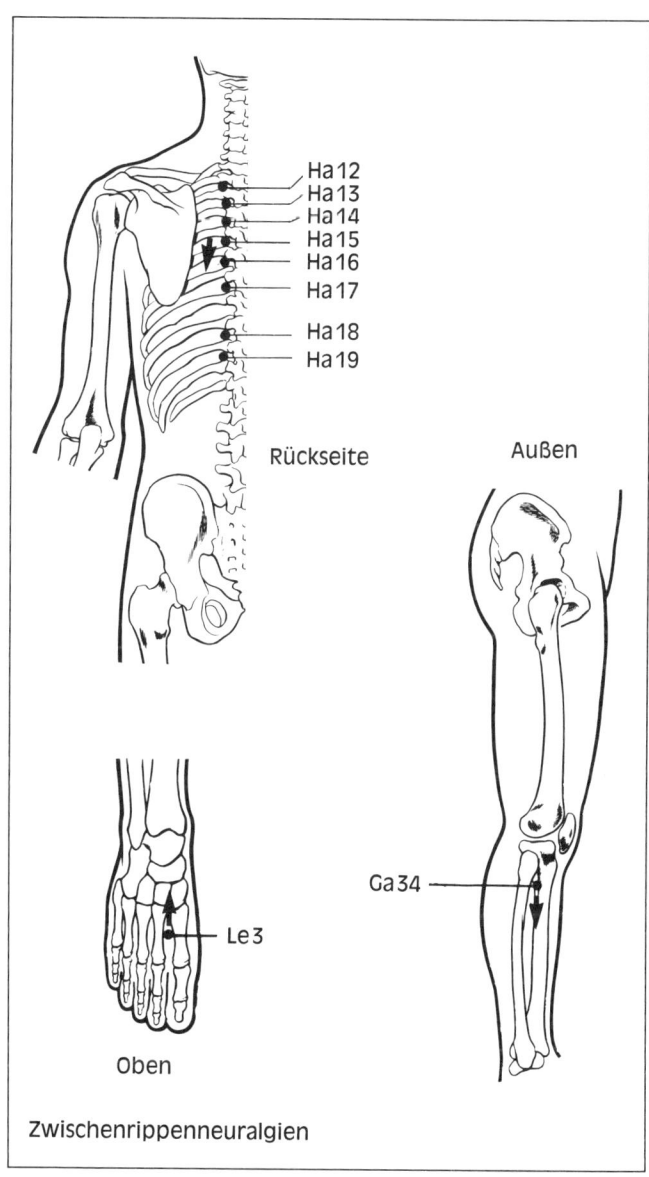

Rückseite

Ha 12
Ha 13
Ha 14
Ha 15
Ha 16
Ha 17
Ha 18
Ha 19

Außen

Ga 34

Le 3

Oben

Zwischenrippenneuralgien

Rückenschmerzen

Diese Schmerzen sind meist auf eine Arthritis in der Wirbelsäule zurückzuführen, welche die zwischen den fünf Lendenwirbeln liegenden Bandscheiben verformt. Gelegentlich stehen sie auch in Zusammenhang mit einer Verschiebung oder einem Vorfall der Bandscheibe. In solchen Fällen strahlt der Schmerz bis ins Bein aus, es liegt eine Ischias vor. Wenn Sie starke Rückenschmerzen haben, die nicht mit Akupressur oder TNS zu beeinflussen sind, dann sollte eine orthopädische oder chiropraktische Untersuchung durchgeführt werden.

Bei Rückenschmerzen ist die Behandlung der lokalen empfindlichen Punkte wichtig.

Lage der Punkte

Lokale Punkte

Ha25   Ungefähr 4 cm seitlich der Wirbelsäulenmitte auf der Höhe der Verbindung von viertem und fünftem Lendenwirbel.

Ha31   Ungefähr 4 cm seitlich der Wirbelsäulenmitte, auf dem Kreuzbein, direkt unterhalb des fünften Lendenwirbels.

Wenn die Schmerzen ins Gesäß ausstrahlen, stimulieren Sie Ga30.

Ga30   Dies ist in der Gesäßbackenmitte und muß mit beträchtlichem Druck tief massiert werden.

Distaler Punkt

Ha40   Auf der Rückseite des Knies in der Mitte der Falte.

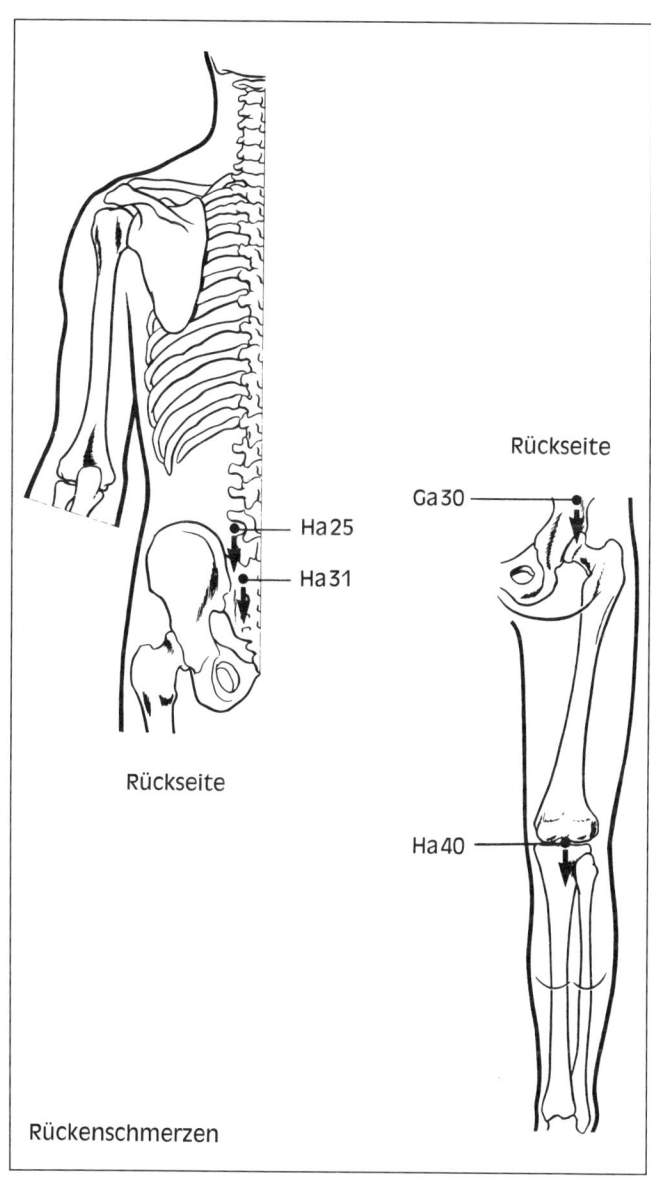

Rückseite

Ga30

Ha25

Ha31

Ha40

Rückseite

Rückenschmerzen

Hüftschmerzen

Diese entstehen meist durch eine Hüftarthritis. Wenn die einfache Behandlung mit Akupressur oder TNS keinen Erfolg zeigt, dann lassen Sie sich orthopädisch untersuchen. Es ist wichtig, den lokalen empfindlichen Punkt zu identifizieren und zu behandeln.

<u>Lage der Punkte</u>

Lokale Punkte

Ga 29   In der Mitte zwischen dem oberen Ende des Femur (Oberschenkelknochen) und dem Knochenvorsprung an der Vorderseite des Beckens.

Ga 30   Dies ist in der Gesäßbackenmitte und muß mit beträchtlichem Druck tief massiert werden.

Ma 31   Am Schnittpunkt einer gedachten Diagonale, die von dem Knochenvorsprung an der Vorderseite des Beckens abwärts läuft, mit dem unteren Beckenrand.

Distaler Punkt

Ga 34   Ungefähr 6 cm unterhalb des Kniegelenks, auf der Seite des Beins, direkt unterhalb des Knochenvorsprungs.

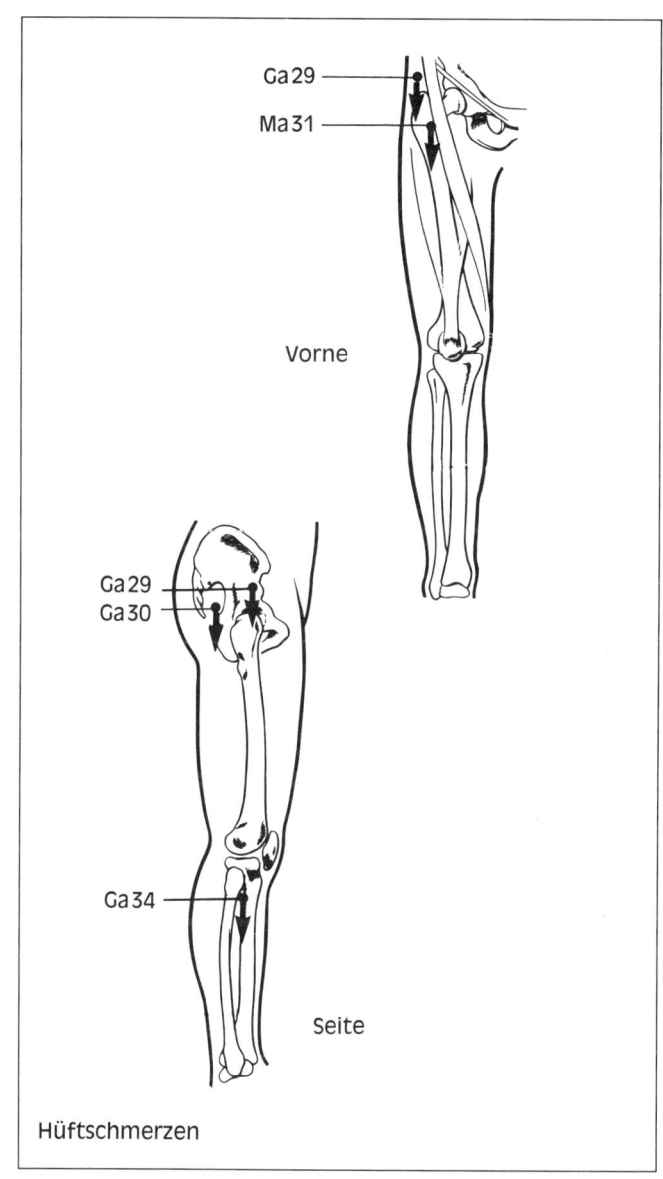

Ga 29
Ma 31

Vorne

Ga 29
Ga 30

Ga 34

Seite

Hüftschmerzen

Knieschmerzen

Chronische Knieschmerzen sind im allgemeinen durch eine Knochenarthritis des Knies bedingt, akute Knieschmerzen durch eine Verrenkung oder Zerrung. Wenn die Schmerzen permanent sind, und vor allem wenn sie durch eine Rotationsverletzung des Gelenks verursacht wurden, dann kann ein Knorpelriß vorliegen. Der Knorpel sitzt in der Gelenkmitte und trennt den langen Oberschenkelknochen von den beiden langen unteren Knochen. Eine Drehbewegung kann zu einem Riß führen, mit Bewegungsunfähigkeit, Schmerzen und Gelenkschwellung. Wenn sich das Knie wegen eines Knorpelrisses nicht mehr bewegen läßt und anschwillt, kann eine operative Entfernung des Knorpels notwendig werden.

Nur lokale Punkte sind zu behandeln.

Lage der Punkte

Lokale Punkte

Xiyan   Dies sind zwei Punkte, die direkt unterhalb und seitlich der Kniescheibe als leichte Einbuchtungen über dem Kniegelenk ertastet werden können. Sie sind am besten bei rechtwinklig abgebogenem Knie zu fühlen.

Mi 9   Dies ist an der Knieinnenseite, unterhalb des Kniegelenks und direkt unter dem Knochenvorsprung des langen Hauptknochens des unteren Beins.

Ha 40   Auf der Rückseite des Knies in der Mitte der Falte.

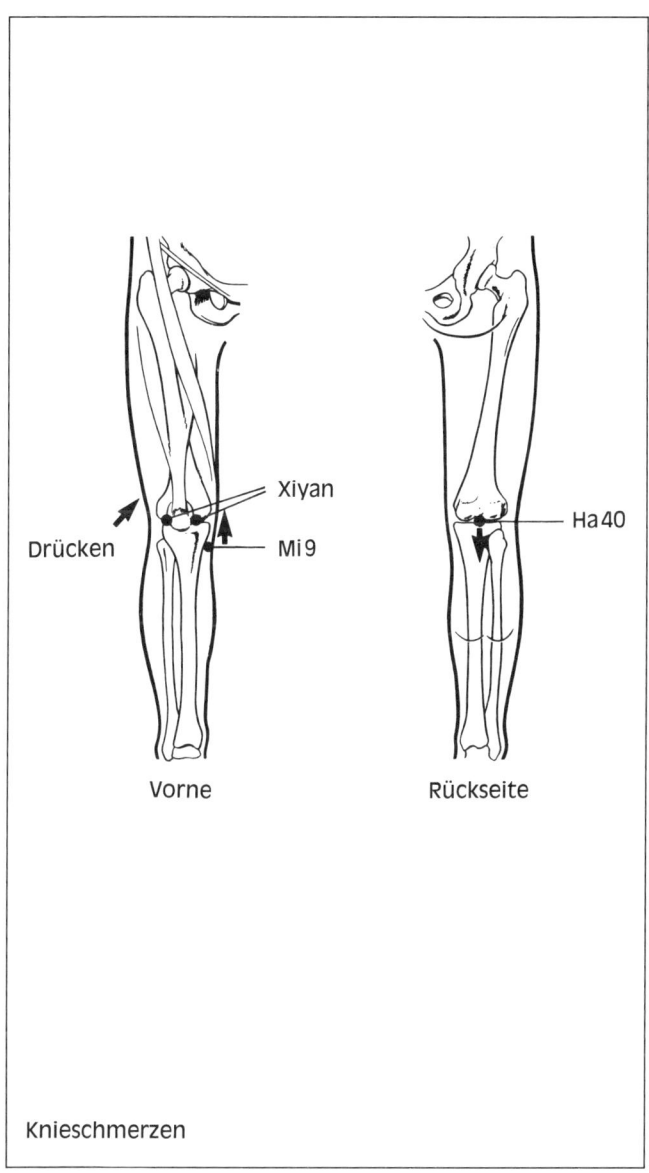

Drücken

Xiyan

Mi 9

Ha 40

Vorne

Rückseite

Knieschmerzen

Fußknöchelschmerzen

Wenn die Knöchelschmerzen chronisch sind, dann liegt meist ein arthritischer Prozeß zugrunde; sind sie akut, so rühren sie von einer Verrenkung oder Zerrung her. Akupressur und TNS sind wahrscheinlich die besten Methoden, um Knöchelverrenkungen oder Arthritis der Knöchel zu behandeln. Bei akuten Knöchelschmerzen sollten Sie sich von einem Arzt oder Physiotherapeuten untersuchen lassen, wenn der Verdacht auf eine kleine Verletzung besteht.

Am Knöchel brauchen nur lokale Punkte behandelt zu werden.

Lage der Punkte

Lokale Punkte

Ma 41   Oben auf der Vorderseite des Knöchel-
         gelenks, zwischen den Sehnen.
Mi 5   Auf der Knöchelinnenseite, direkt unter-
         halb und vor dem Knochenvorsprung des
         Knöchelgelenks.
Ga 40   Auf der Knöchelaußenseite, direkt unter-
         halb und vor dem Knochenvorsprung.
Mi 5 und Ga 40 liegen sich direkt gegenüber.

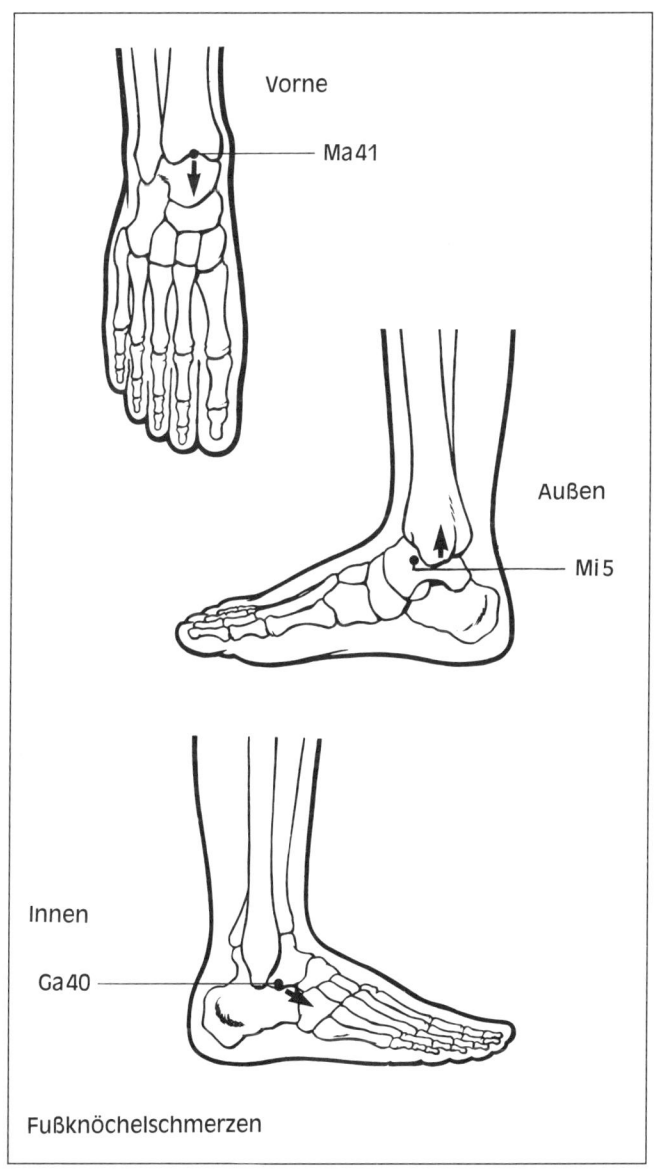

Fußknöchelschmerzen

Fußschmerzen

Fußschmerzen sind normalerweise auf eine Arthritis zurückzuführen, obwohl sie auch durch Verrenkung oder Zerrung bei sportlicher Betätigung oder einem Unfall entstehen können.

Benutzen Sie nur die lokalen Punkte, und untersuchen Sie den Fuß gründlich, um diese genau zu lokalisieren.

Lage der Punkte

Lokale Punkte

Behandeln Sie nur die empfindlichen Punkte. Es gibt eine Gruppe von ›Sonderpunkten‹ im Fuß. Diese befinden sich direkt oberhalb der Zehenknöchel im Muskelgewebe zwischen den Knochen.

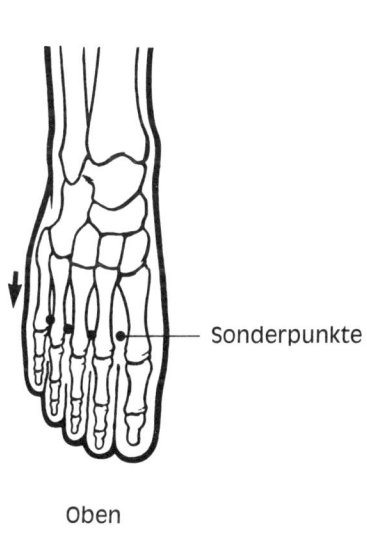

Sonderpunkte

Oben

Fußschmerzen

Ischias

Ischias ist eine Bezeichnung für Schmerzen entlang des Ischiasnervs. Der Ischiasnerv verläuft vom unteren Rücken über das Bein zum Fuß. Ischias ist normalerweise bedingt durch eine Arthritis im unteren Teil des Rückens, die zu einem Druck auf die im Rückenmark verlaufenden Nerven führt. Sie kann auch durch kleine anatomische Veränderungen in den vielen Gelenken zwischen den Wirbeln hervorgerufen werden. Dies bedeutet, daß Ischias mit einem Wirbelsäuleneingriff gelindert werden kann, wenn weder Akupressur noch TNS eine Besserung bringen. Selten tritt starker Ischiasschmerz auch nach einem Bandscheibenvorfall auf. Wenn das Problem ernst ist und sich nicht spontan nach zwei bis drei Monaten löst, kann eine Bandscheibenoperation notwendig werden; diese Operation ist selten notwendig und sollte nur dann ernsthaft in Erwägung gezogen werden, wenn die Schmerzen stark und andauernd sind und schon einige Monate bestehen.

Lage der Punkte

Lokale Punkte

Ga 30	Dies ist in der Gesäßbackenmitte und muß mit beträchtlichem Druck tief massiert werden.
Ha 31	Ungefähr 4 cm seitlich der Wirbelsäulenmitte, auf dem Kreuzbein, direkt unterhalb des fünften Lendenwirbels.
Ha 32	Ungefähr 2 cm senkrecht unterhalb Ha 31.
Ha 33	Ungefähr 2 cm senkrecht unterhalb Ha 32.

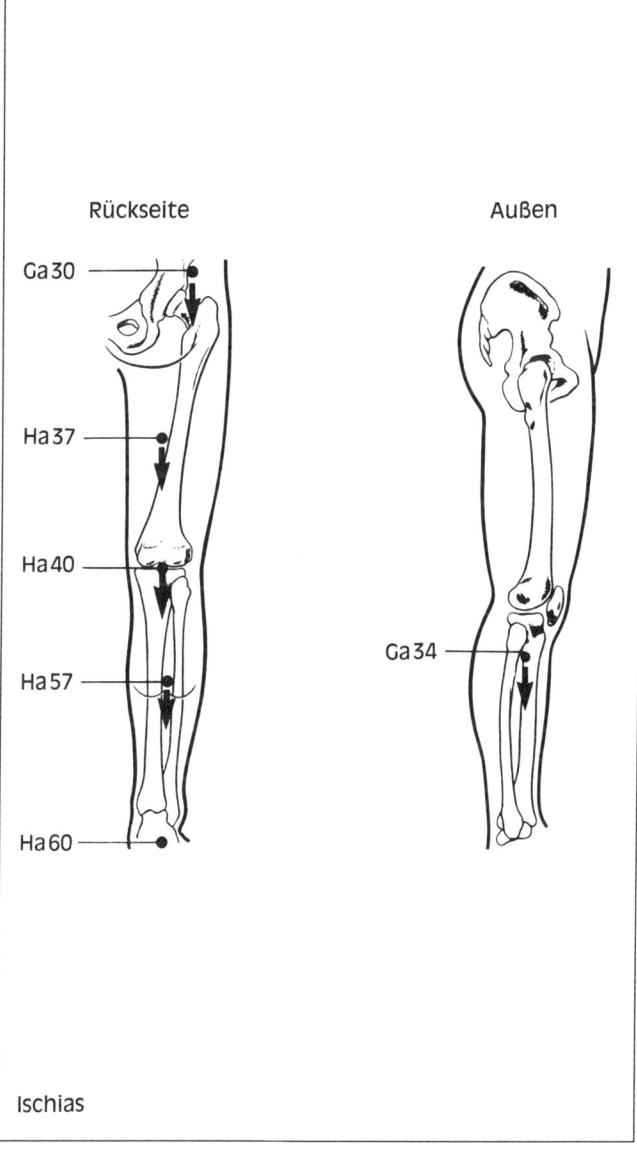

Rückseite

Außen

Ga 30
Ha 37
Ha 40
Ha 57
Ha 60

Ga 34

Ischias

Distale Punkte

Ha37   Auf der Rückseite des Schenkels, in der Mitte einer gedachten Linie, die Ga30 und Ha40 verbindet.

Ha40   Auf der Rückseite des Knies in der Mitte der Falte.

Ha57   In der Mitte der Rückseite der Wade; in der Mitte einer gedachten Linie durch Ha40 und Ha60.

Ha60   Auf der lateralen Seite des Knöchels; in der Mitte zwischen dem hervortretenden Knöchelgelenk und der Sehne an der Rückseite des Fußes, in dem dünnen fleischigen Gebiet zwischen diesen beiden Orientierungspunkten.

Wenn die Schmerzen entlang der Seite des Beins auftreten:

Ga34   Ungefähr 6 cm unterhalb des Kniegelenks, auf der Seite des Beins, direkt unterhalb des Knochenvorsprungs.

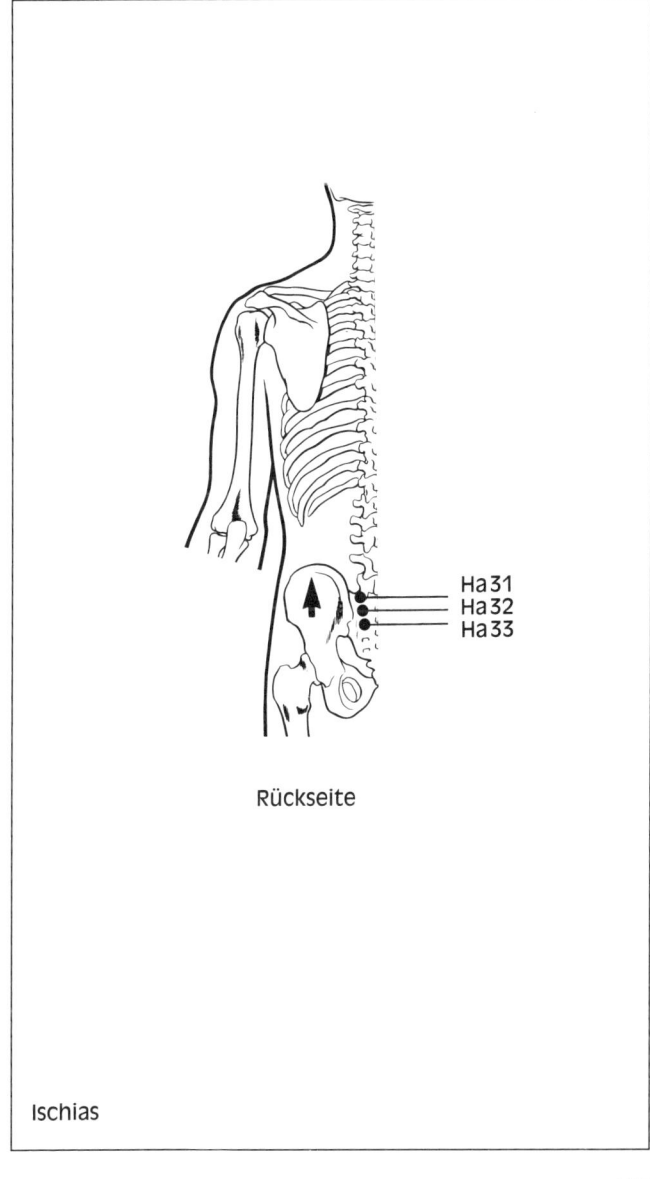

Ha 31
Ha 32
Ha 33

Rückseite

Ischias

Muskelkrämpfe

Muskelkrämpfe können durch Spasmen in den Beinmuskeln oder Spasmen der Blutgefäße, welche die Beinmuskeln versorgen, entstehen. Die Behandlung kann bei akut auftretenden Krämpfen erfolgreich sein, aber auch zur Vermeidung von Krämpfen dienen. Wenn auf Bewegung, wie z. B. das Gehen einer Strecke von 100 Metern, regelmäßig Krämpfe folgen, dann sollten Sie sich einer ärztlichen Untersuchung unterziehen.

Lage der Punkte

Lokale Punkte

Ha 40   Auf der Rückseite des Knies in der Mitte der Falte.

Ha 57   In der Mitte der Rückseite der Wade; in der Mitte einer gedachten Linie durch Ha 40 und Ha 60.

Allgemeinpunkte

KS 6   Auf der Innenseite des Arms, 4 cm von der Falte des Handgelenks entfernt.

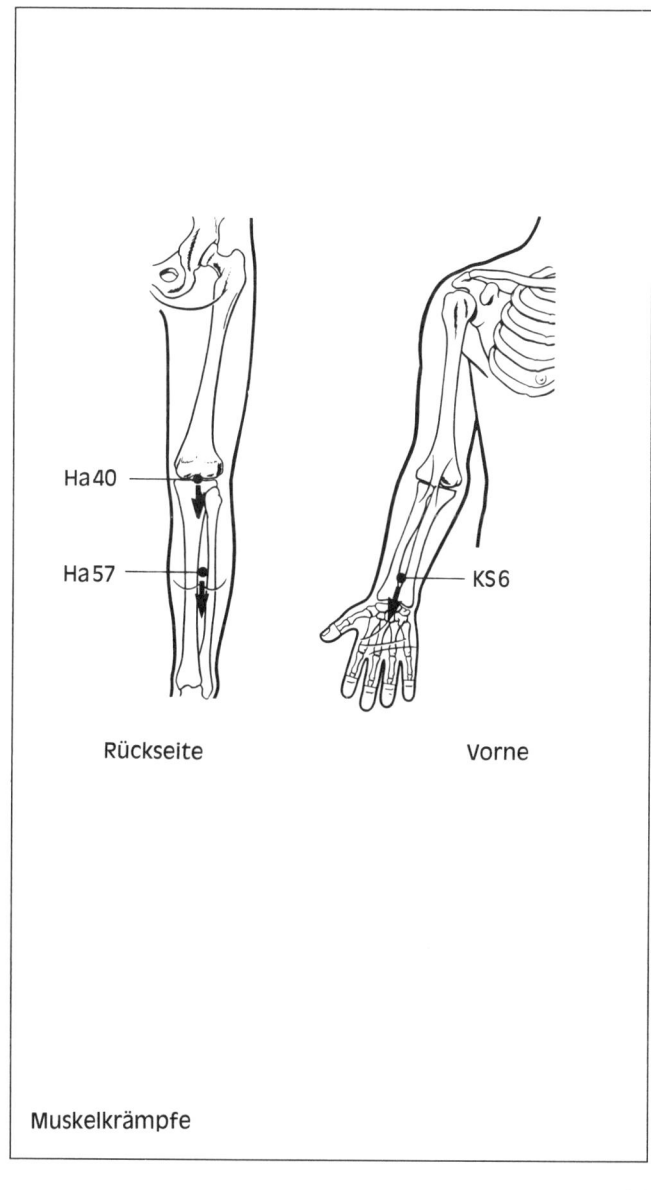

Rückseite   Vorne

Muskelkrämpfe

Gürtelrose

Dies ist eine auf dem Herpes-Zoster-Virus beruhende Infektion; derselbe Virus verursacht auch Windpocken. Sie beginnt oft mit schnupfenähnlichen Symptomen und zeigt sich dann als Bläschenausschlag am Bauch, Bein oder Gesicht. Der Ausschlag am Bauch verläuft oft diagonal von hinten nach vorne. Diese Form ist besonders schmerzhaft und sollte intensiv mit Akupressur oder TNS behandelt werden. In seltenen Fällen können die Schmerzen bei Gürtelrose in eine chronische Krankheit, die Post-Herpes-Neuralgie genannt wird, übergehen. Diese ist mit Akupressur und TNS viel schwieriger zu behandeln, aber diese Methoden können auch hier eine Hilfe sein.

Wenn die akute Gürtelrose intensiv behandelt wird, kann eine Post-Herpes-Neuralgie oft vermieden werden.

Behandeln Sie keine Punkte am Ausschlag selbst. Wenn Sie Akupressur einsetzen, massieren Sie das Gebiet rund um den Ausschlag; verwenden Sie TNS, so benutzen Sie ein Gerät mit vier Elektroden, und verteilen Sie drei davon willkürlich um den Ausschlag herum. Wenn die Schmerzen anhalten und nicht durch die Behandlung vermindert werden, dann stimulieren Sie die spiegelbildlichen Entsprechungen der schmerzhaften Punkte auf der gesunden Seite. Behandeln Sie also die gesunde Seite, als wäre es die betroffene Seite. Die Behandlung des Ausschlags selbst kann die Situation sehr verschlechtern.

Es ist wichtig, die Allgemeinpunkte beidseitig und aktiv zu behandeln. Die Stimulation sollte drei- bis viermal pro Tag erfolgen.

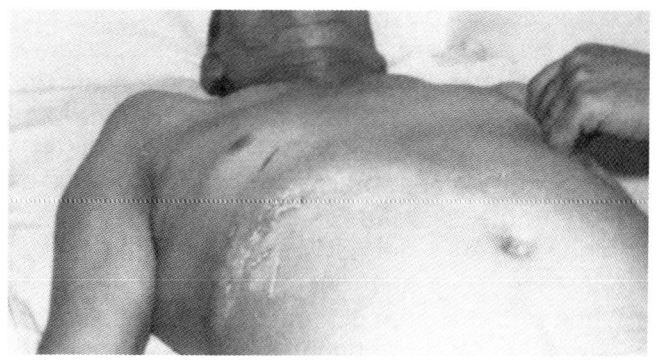

Lage der Punkte

Die Abbildung oben zeigt das Einkreisen des Ausschlags und die Behandlung der gegenüberliegenden Körperseite.

Allgemeinpunkt

Le 3   Ungefähr 5 cm oberhalb der Falte zwischen großer und zweiter Zehe.

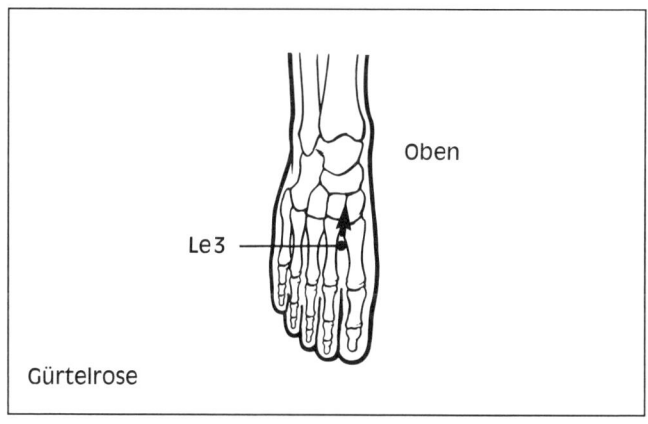

131

Dysmenorrhöe

Dies ist ein weitverbreitetes Problem, vor allem bei jungen Frauen, die noch kinderlos sind. Eine Dysmenorrhöe (schmerzhafte Regelblutung) tritt seltener nach der ersten Schwangerschaft auf. Akupressur und TNS können sowohl bei akuter Dysmenorrhöe wie auch bei der Vorbeugung gegen Dysmenorrhöe eingesetzt werden. Wenn Sie diese Methoden bei akuten Schmerzen einsetzen, dann wiederholen Sie die Behandlung alle zwei Stunden, bis die Schmerzen aufhören. Wenn Sie sie vorbeugend benutzen wollen, dann stimulieren Sie in der Woche vor dem Eintreten der Periode alle zwei Tage. Alle beschriebenen Punkte haben einen generellen Effekt; es gibt keine spezifischen lokalen Punkte.

Lage der Punkte

Ha 31 Ungefähr 4 cm seitlich der Wirbelsäulenmitte, auf dem Kreuzbein, direkt unterhalb des fünften Lendenwirbels.

Ko 6 Ungefähr 3 cm unterhalb des Nabels.

Ma 36 Ungefähr 7 cm unterhalb des Unterrands der Kniescheibe und 2 cm lateral des Schienbeinkamms.

Mi 6 Ungefähr 7 cm oberhalb der Spitze der knochigen Wölbung des Knöchels. Direkt hinter dem Schienbein in den Beinmuskeln.

Le 3 Ungefähr 5 cm oberhalb der Falte zwischen großer und zweiter Zehe.

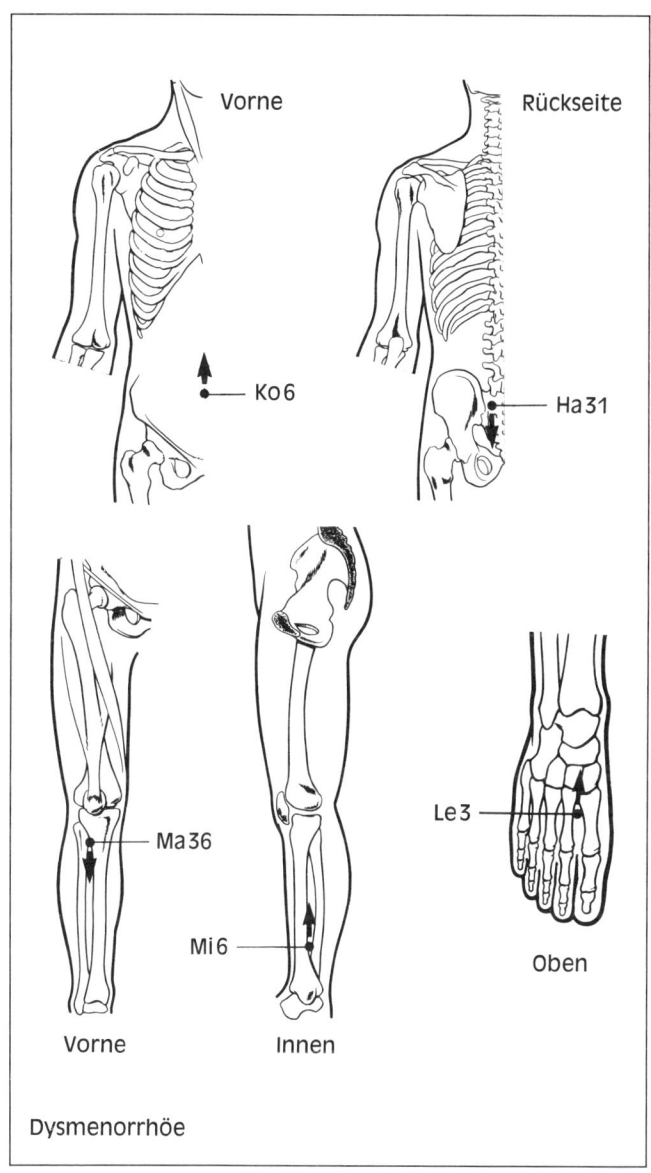

Vorne

Rückseite

Ko 6

Ha 31

Ma 36

Mi 6

Le 3

Vorne

Innen

Oben

Dysmenorrhöe

Nierenkolik

Diese Schmerzen werden durch das Wandern eines Objekts, normalerweise eines Nierensteins, durch den Harnleiter verursacht. Der Harnleiter verbindet Niere und Harnblase; das Abwärtswandern des Steins kann außergewöhnlich schmerzhaft sein. Der Schmerz ist jedoch glücklicherweise zeitlich begrenzt und wird so gut wie nie chronisch.

Lage der Punkte

Lokaler Punkt

Ha 20   Ungefähr 4 cm seitlich der Wirbelsäulenmitte auf Höhe des elften Brustwirbels.

Distaler Punkt

Ni 3   Auf der medialen oder Innenseite des Knöchels, in der Mitte zwischen der knochigen Erhebung des Knöchels und der Sehne an der Rückseite des Knöchels, in dem weichen fleischigen Gebiet zwischen Knochen und Sehne.

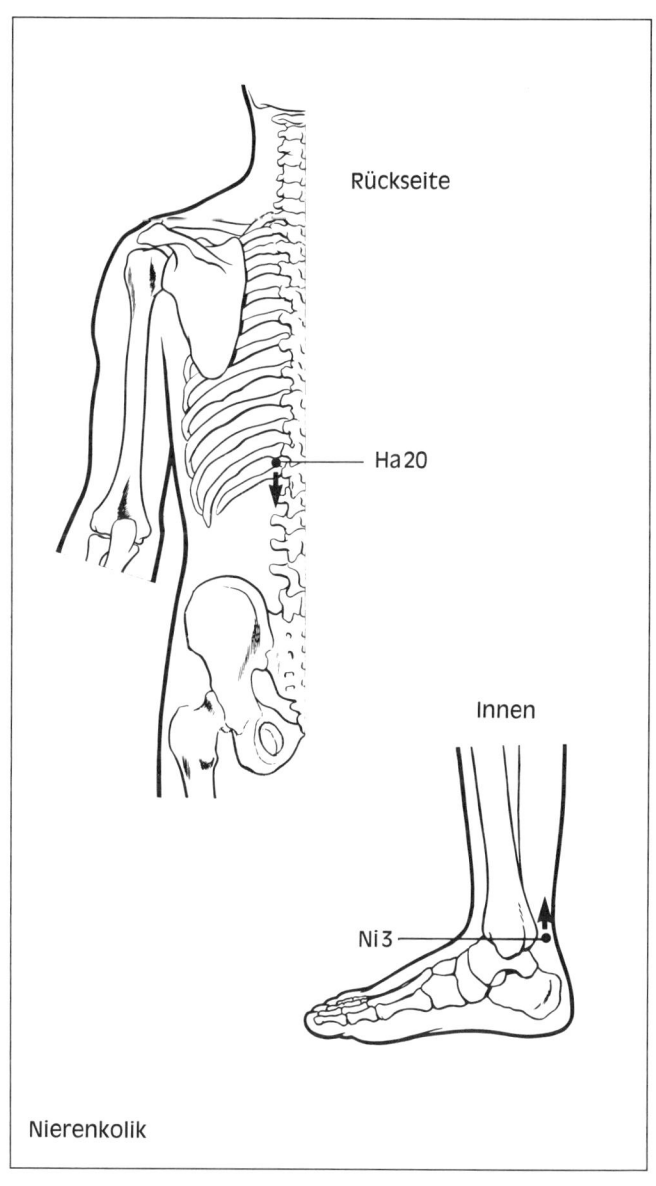

Rückseite

Ha 20

Innen

Ni 3

Nierenkolik

Sinusitis

Sinusitis (Nebenhöhlenentzündung) ist eine sehr häufige Beschwerde und kann entweder im Kiefersinus, welcher unterhalb der Augen tief im Kopf liegt, oder im frontalen Sinus, der sich über den Augen rechts und links vom Nasenrücken befindet, auftreten. Menschen mit einer Sinusitis sollten Nahrungsmittel, welche die Schleimproduktion anregen, vermeiden. Auch auf die Verdauung sollte geachtet werden, da schon eine leichte Verstopfung zu einer chronisch wiederkehrenden Sinusitis führen kann.

Führen Sie die Behandlung bei einer akuten Sinusitis häufig durch, alle paar Stunden. Behandeln Sie bei einer chronischen Sinusitis täglich.

Lage der Punkte

Lokale Punkte

Yintang Zwischen den Augenbrauen, auf dem Nasenrücken.

Di 20 Direkt neben der Nase, auf Höhe des unteren Endes der Nase.

Distaler Punkt

Di 4 Zwischen Daumen und Zeigefinger, ungefähr 2 cm unterhalb des Zeigefingerknöchels.

Allgemeinpunkt

Mi 6 Ungefähr 7 cm oberhalb der Spitze der knochigen Wölbung des Knöchels. Direkt hinter dem Schienbein in den Beinmuskeln.

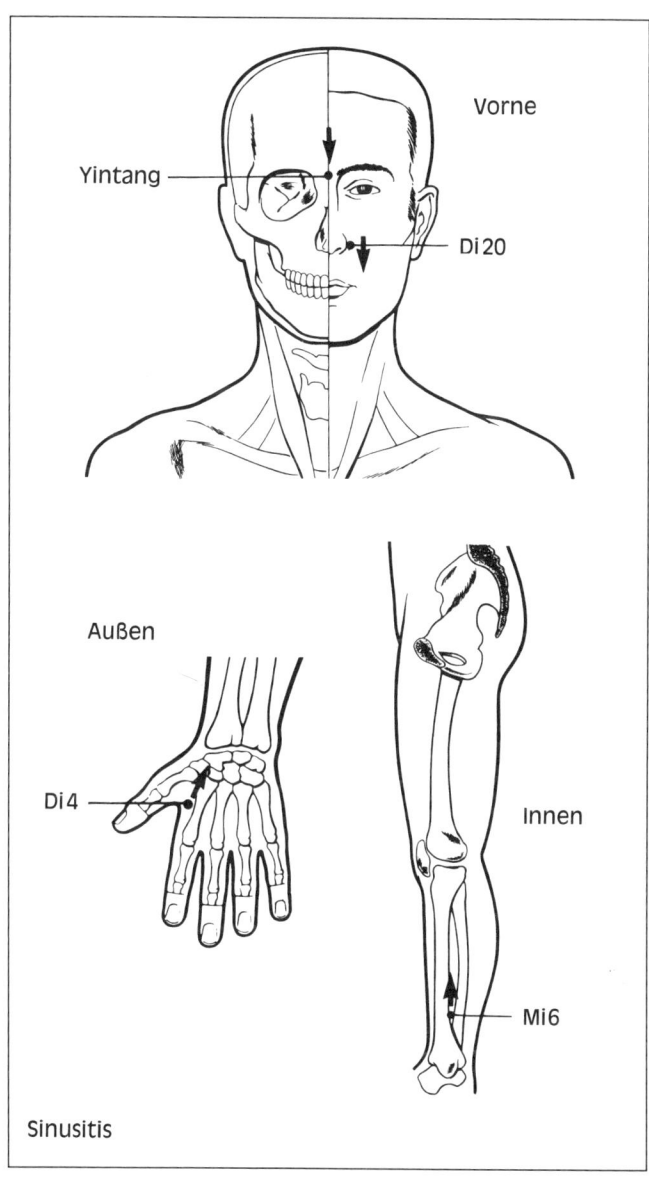

Vorne

Yintang

Di 20

Außen

Di 4

Innen

Mi 6

Sinusitis

Geschwüre im Mund

Geschwüre im Mund sind eine häufige und oft lästige Beschwerde. Die Einhaltung einer Diät scheint überlegenswert, da bestimmte Speisen bei prädisponierten Personen Geschwüre verursachen können. Benutzen Sie nur die Allgemeinpunkte, und behandeln Sie diese alle paar Stunden, wenn Sie akut schmerzende Stellen im Mund haben.

Lage der Punkte

Di 4   Zwischen Daumen und Zeigefinger, ungefähr 2 cm unterhalb des Zeigefingerknöchels.

Ma 36   Ungefähr 7 cm unterhalb des Unterrands der Kniescheibe und 2 cm lateral des Schienbeinkamms.

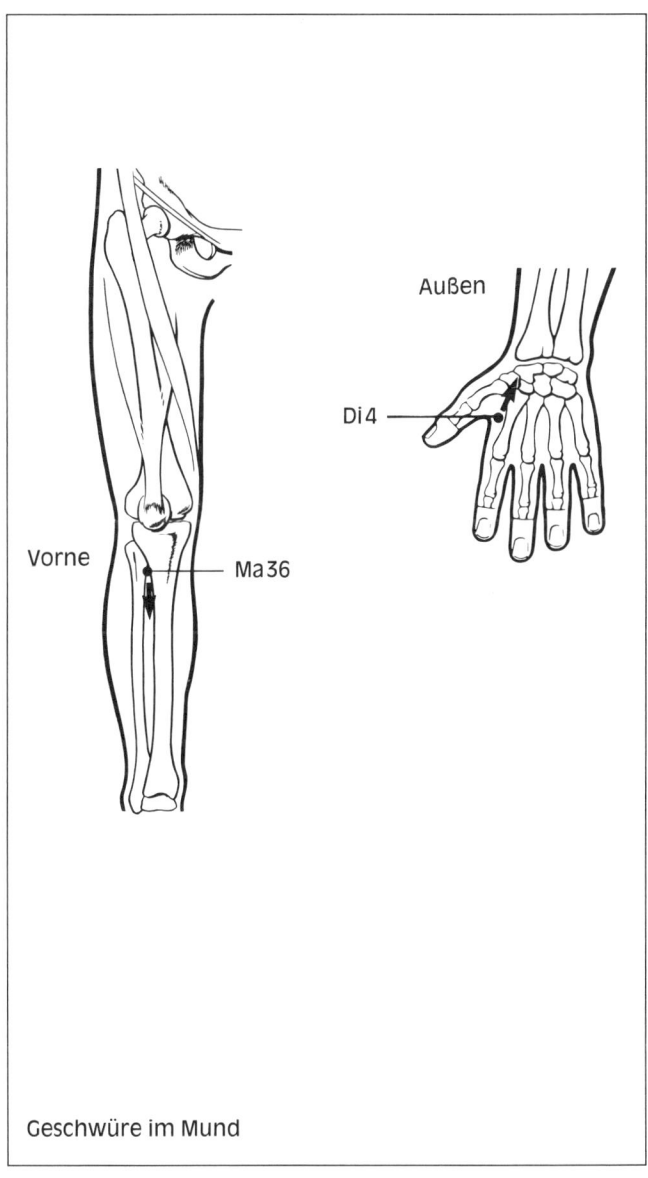

Außen

Di 4

Vorne

Ma 36

Geschwüre im Mund

Erkältungen und Katarrh

Akupressur ist eine besonders nützliche Methode, um den natürlichen Verlauf von Erkältungssymptomen abzukürzen. Die Behandlung sollte alle 1 bis 2 Stunden stattfinden, bis die Erkältung gemildert ist.

Lage der Punkte

Di 4   Zwischen Daumen und Zeigefinger, ungefähr 2 cm unterhalb des Zeigefinger-knöchels.

Di 20   Direkt neben der Nase, auf Höhe des unteren Endes der Nase.

Yintang Zwischen den Augenbrauen, auf der Nasenwurzel.

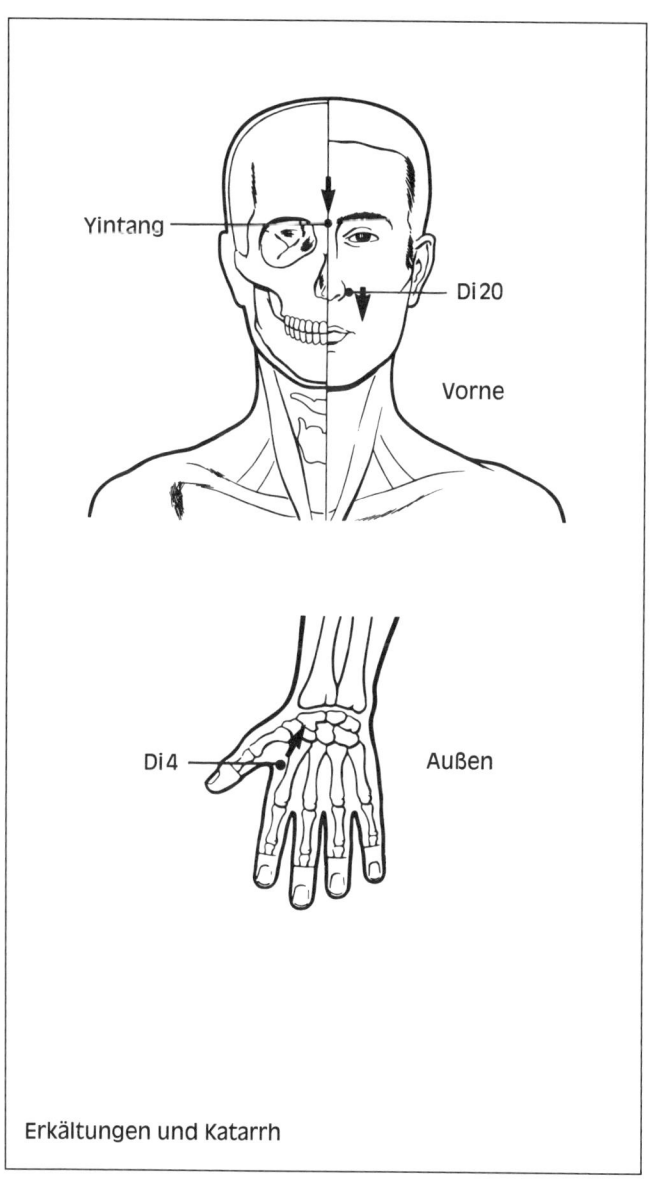

Yintang

Di 20

Vorne

Di 4

Außen

Erkältungen und Katarrh

Verstopfung

Akupressur und TNS sollten von Menschen, die öfter an Verstopfung leiden, nur als ergänzende Therapien gebraucht werden. Man sollte die Ernährungsweise verändern oder, um die Gründe für die Verstopfung herauszufinden, eine ärztliche Untersuchung durchführen lassen. Akupressur und TNS können jedoch eine nützliche Therapieunterstützung sein, wenn erst einmal eine Diagnose gestellt wurde. Es wird die Behandlung der Allgemeinpunkte ein- bis zweimal täglich empfohlen.

Lage der Punkte

Ma 36   Ungefähr 7 cm unterhalb des Unterrands der Kniescheibe und 2 cm lateral des Schienbeinkamms.

Mi 6   Ungefähr 7 cm über der Spitze der knochigen Erhebung des Knöchels. Direkt hinter dem Schienbein in den dortigen Muskeln.

Di 4   Zwischen Daumen und Zeigefinger, ungefähr 2 cm unterhalb des Zeigefingerknöchels.

Di 11   Auf der lateralen Seite des Ellenbogens, in dem fleischigen Muskel zwischen Ellenbogengelenk und Armbeuge.

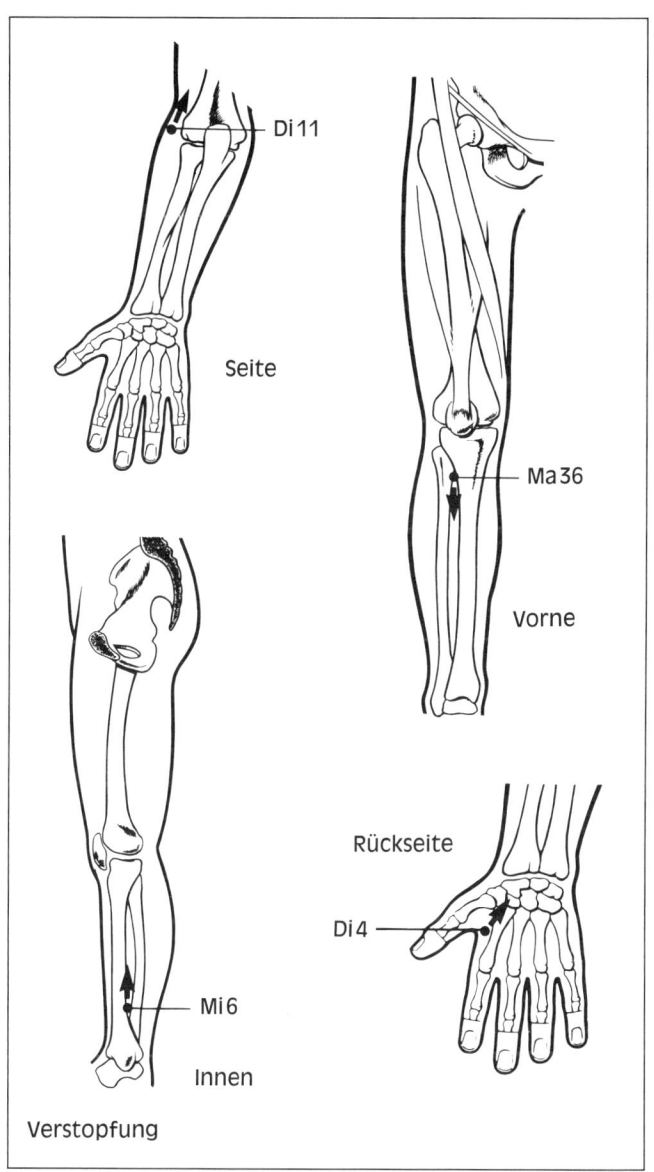

Di 11

Seite

Ma 36

Vorne

Rückseite

Di 4

Mi 6

Innen

Verstopfung

Gallenkoliken

Wie die Nierenkolik kann die Gallenkolik sehr schmerzhaft sein und mit einer Kombination von Akupressur und TNS gelindert werden. Die Ursache für eine Gallenkolik sollte immer ausfindig gemacht werden; es kann eine Operation zur Entfernung von Gallensteinen oder einer infizierten Gallenblase notwendig sein. Die beschriebenen Punkte sollten während einer akuten Attacke oft und bei dauernden schwachen Schmerzen einmal pro Tag stimuliert werden.

Lage der Punkte

Ga34   Ungefähr 6 cm unterhalb des Kniegelenks, auf der Seite des Beins, direkt unterhalb des Knochenvorsprungs.

Le3   Ungefähr 5 cm oberhalb der Falte zwischen großer und zweiter Zehe.

Ko12   Auf dem Konzeptions-Meridian, ungefähr in der Mitte zwischen Nabel und unterem Rand des Brustbeins.

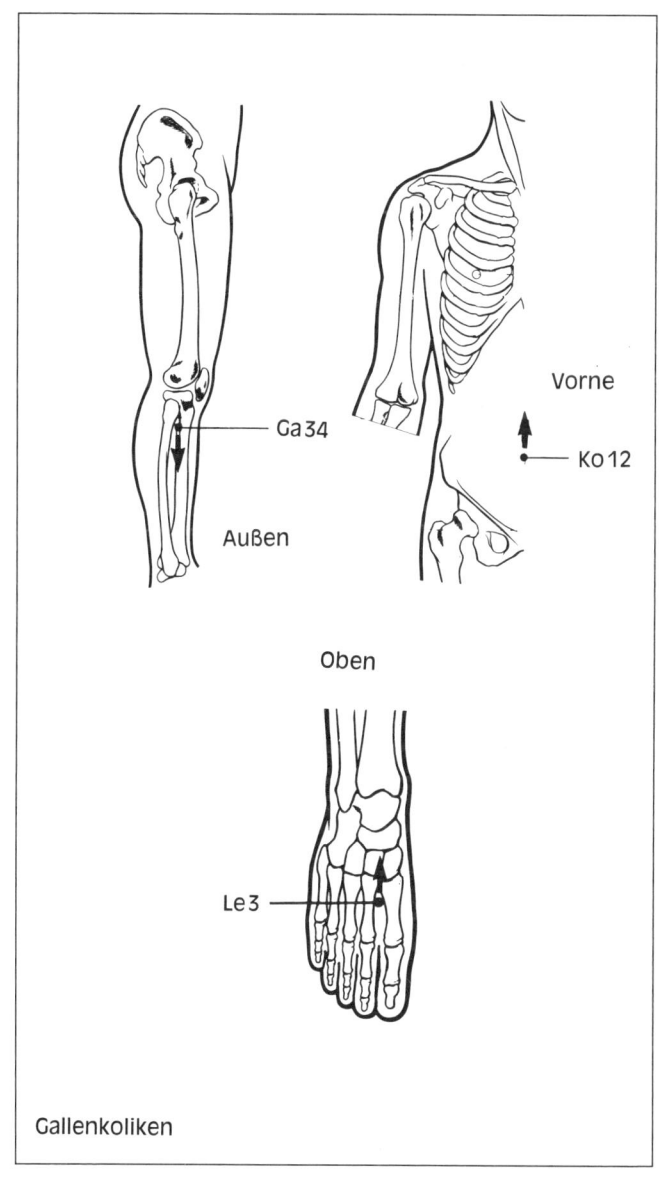

Ga 34

Vorne

Ko 12

Außen

Oben

Le 3

Gallenkoliken

Blähungen

Blähungen treten oft zusammen mit Verstopfung oder Durchfall auf. Übermäßige Blähungen sollten entweder mit einer Diät oder naturkundlichen Medikamenten bekämpft werden. Akupressur und TNS können jedoch diese Therapien ergänzen. Stimulieren Sie täglich die Allgemeinpunkte.

Lage der Punkte

Di 4   Zwischen Daumen und Zeigefinger, ungefähr 2 cm unterhalb des Zeigefingerknöchels.

Di 11   Auf der lateralen Seite des Ellenbogens, in dem fleischigen Muskel zwischen Ellenbogengelenk und Armbeuge.

Dü 3   Am Ursprung des kleinen Fingers, direkt unterhalb des Knöchels. Wenn Sie massieren, legen Sie Ihren Daumen auf die Seite der Handfläche, und massieren Sie in Richtung des Handgelenks.

KS 6   Auf der Innenseite des Arms, 4 cm von der Falte des Handgelenks entfernt.

Ma 36   Ungefähr 7 cm unterhalb des Unterrands der Kniescheibe und 2 cm lateral des Schienbeinkamms.

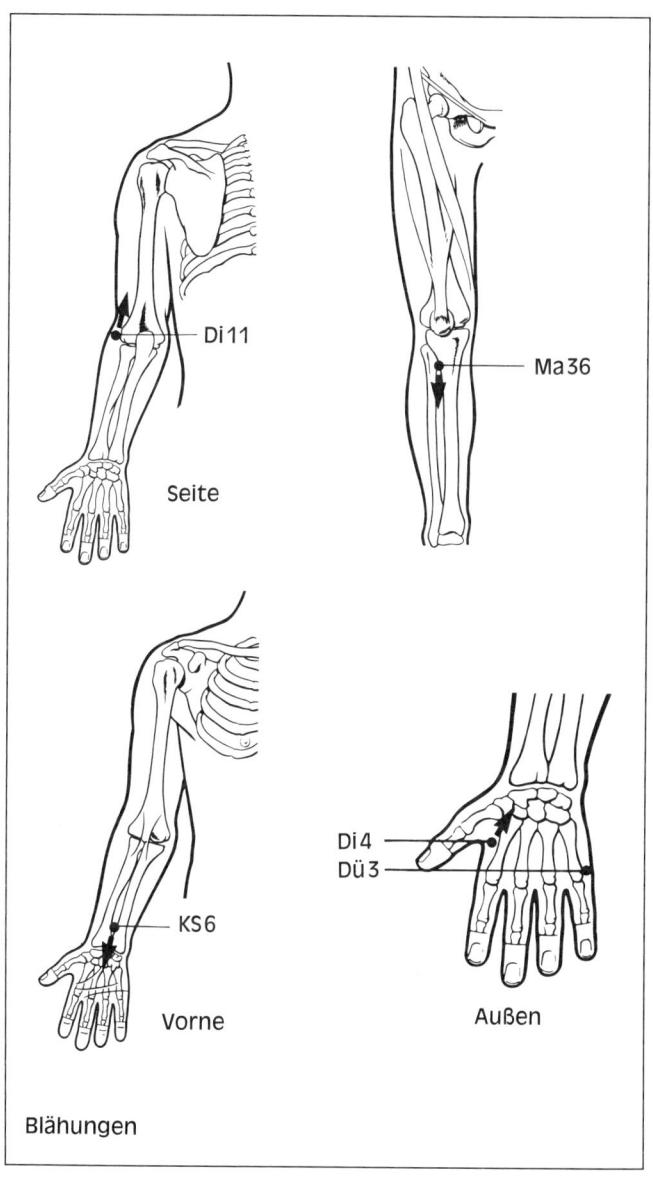

Di 11

Ma 36

Seite

KS 6

Di 4
Dü 3

Vorne

Außen

Blähungen

Übelkeit, Reisekrankheit und morgendliche Übelkeit

Akupressur und TNS sind besonders gute Methoden zur Bekämpfung von Übelkeit. Wenn die Übelkeit akut ist, behandeln Sie häufig, etwa jede Stunde. Nur Allgemeinpunkte sollten behandelt werden.

Lage der Punkte

KS6   Auf der Innenseite des Arms, 4 cm von der Falte des Handgelenks entfernt.

Ko6   Ungefähr 3 cm unterhalb des Nabels.

Ma36   Ungefähr 7 cm unterhalb des Unterrands der Kniescheibe und 2 cm lateral des Schienbeinkamms.

Le3   Ungefähr 5 cm oberhalb der Falte zwischen großer und zweiter Zehe.

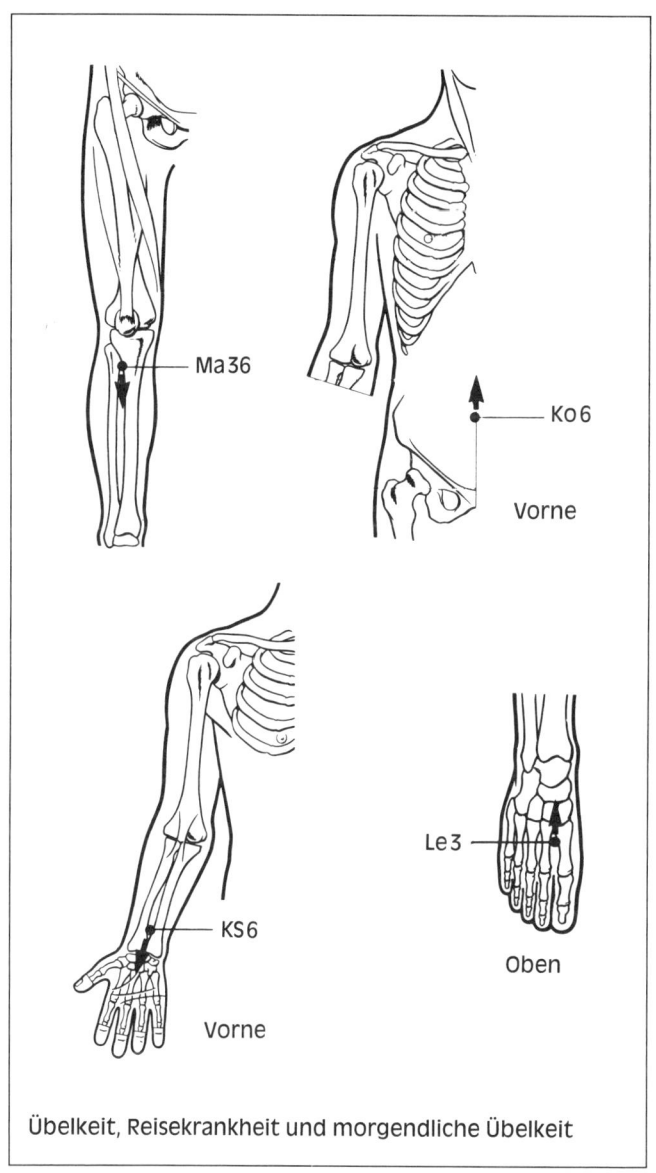

Ma 36

Ko 6

Vorne

KS 6

Vorne

Le 3

Oben

Übelkeit, Reisekrankheit und morgendliche Übelkeit

Magenschmerzen und Magengeschwüre

Wenn Sie Bauchschmerzen haben, ist es wichtig, daß Sie sich einer ärztlichen Untersuchung unterziehen, bevor Sie Akupressur oder TNS einsetzen. Konventionelle Medikamente oder eine Operation verringern allerdings Ihre Schmerzen unter Umständen nicht sofort und vollständig. In einem solchen Fall können Akupressur und TNS als ergänzende Therapien eingesetzt werden. Sie sollten die Allgemeinpunkte stimulieren, sooft es die Schmerzen notwendig machen.

Lage der Punkte

Le 3   Ungefähr 5 cm oberhalb der Falte zwischen großer und zweiter Zehe.

Mi 6   Ungefähr 7 cm über der Spitze der knochigen Erhebung des Knöchels. Direkt hinter dem Schienbein in den dortigen Muskeln.

Ko 12   Auf dem Konzeptions-Meridian, ungefähr in der Mitte zwischen Nabel und unterem Rand des Brustbeins.

Ma 36   Ungefähr 7 cm unterhalb des Unterrands der Kniescheibe und 2 cm lateral des Schienbeinkamms.

KS 6   Auf der Innenseite des Arms, 4 cm von der Falte des Handgelenks entfernt.

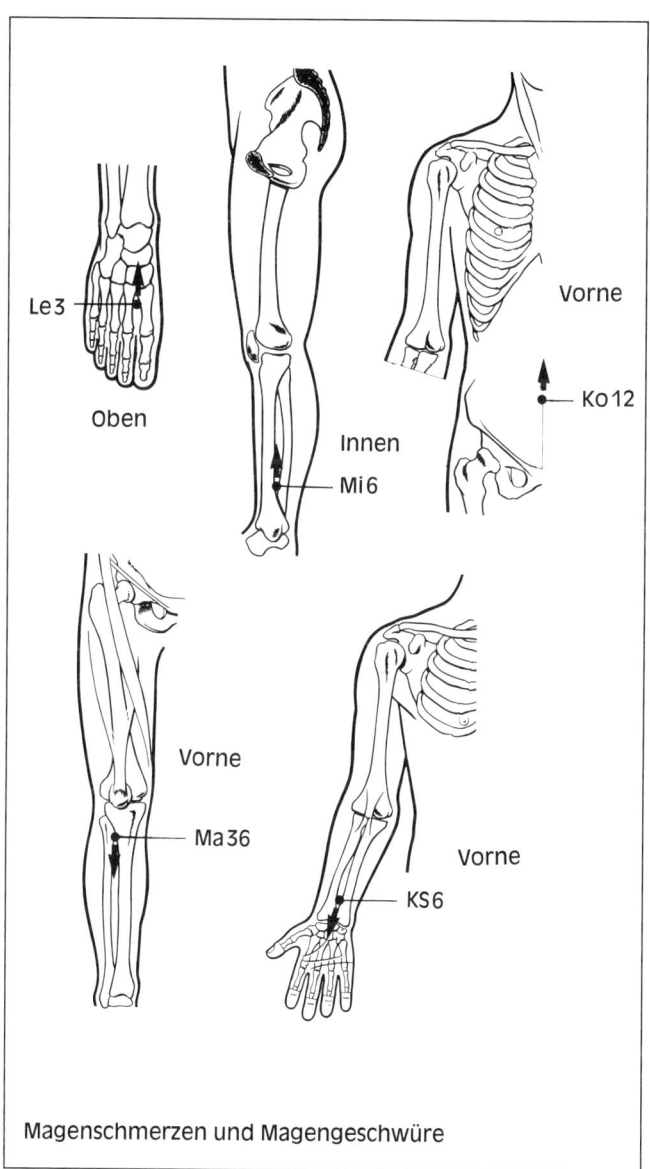

Le 3

Oben

Innen

Mi 6

Vorne

Ko 12

Vorne

Ma 36

Vorne

KS 6

Magenschmerzen und Magengeschwüre

Phantomgliedschmerzen

Phantomgliedschmerzen treten manchmal nach der Amputation eines Körperteils auf. Die häufigsten Indikationen für eine Amputation sind Verletzungen, etwa nach einem Autounfall, oder Gefäßprobleme durch verminderte Durchblutung des betroffenen Körperteils bei älteren Menschen.

Bei der Behandlung von Phantomschmerzen können zwei Ansätze verwirklicht werden:

1. Wenn es am Restglied besonders empfindliche Gebiete gibt, so können diese mit Akupressur massiert oder mit TNS stimuliert werden.

2. Das nichtamputierte Glied kann behandelt werden, als wäre es das amputierte. Beispielsweise können nach einer durch einen Autounfall notwendig gewordenen Oberschenkelamputation Knöchelschmerzen im amputierten Bein auftreten. Die Phantomschmerzen werden durch die Tatsache ausgelöst, daß der Körper noch ein ›vollständiges‹ Bild von sich hat und sich noch nicht an den Verlust des Körperteils angepaßt hat. Die Behandlung des nichtamputierten Beins sollte mit Akupressur oder TNS so erfolgen, als wären die Schmerzen in diesem Bein. In diesem Beispiel sollten also die empfindlichen Punkte und die Punkte in der Nähe des Knöchels, wie im Abschnitt ›Fußknöchelschmerzen‹ beschrieben, behandelt werden. Möglicherweise verschwinden dann die Schmerzen aus dem Phantomknöchel und treten am Phantomknie wieder auf. In diesem Fall sollte die Behandlung dieselbe sein, unter Stimulation des nichtamputierten Knies. Die Schmerzen können dann bis zur Amputationsstelle weiterwandern; ferner sollte die Behandlung am

nichtamputierten Bein mit der Stimulation der spiegelbildlichen empfindlichen Punkte ansetzen.

Obwohl die Akupressur bei der Behandlung von Phantomschmerzen eine erfolgreiche Methode sein kann, ist doch die TNS hier vorzuziehen. Oft ist es notwendig, ein TNS-Gerät über einen längeren Zeitraum am nichtamputierten Bein einzusetzen.

Dritter Teil

Selbsthilfemethoden bei der Schmerzbehandlung

Die nun folgenden Kapitel enthalten die genaue Beschreibung einer Anzahl von Methoden, welche in der Bekämpfung von Schmerz eingesetzt werden können. Alle Methoden ähneln sich darin, daß sie zu einem Zustand tiefer physischer und geistiger Stille führen sollen. Ein solcher Zustand scheint unsere Fähigkeit, Vorgänge in unserem Körper zu beeinflussen, zu erweitern.

Es werden mehrere Methoden beschrieben werden, weil verschiedene Menschen unterschiedliche Methoden für sich passend finden. Obwohl beispielsweise geistige und körperliche Entspannung normalerweise zusammen auftreten, ist dies nicht immer der Fall. Manche Menschen können sich körperlich völlig entspannen und trotzdem von angsterregenden, drängenden Gedanken verfolgt werden. Andere können einen ruhigen und friedlichen inneren Zustand erreichen und gleichzeitig noch körperlich angespannt sein. Wir unterscheiden uns auch in der Leichtigkeit, mit der wir einen Zustand tiefer Entspannung erreichen können. Für manche Menschen ist es eine einfache natürliche Sache, während es anderen Menschen harte Arbeit abverlangt. Dazu kommt, daß einige von uns ein besseres

Vorstellungsvermögen haben als andere. Versuchen Sie sich ein vertrautes Zimmer vorzustellen, aber nicht das, in dem Sie gerade sind. Sehen Sie es klar, in allen Farben, vor sich und sind alle Einzelheiten deutlich? Sehen Sie vor Ihrem geistigen Auge Bilder, wenn Sie Musik oder ein Hörspiel hören? Menschen mit unterschiedlich ausgeprägter Vorstellungskraft werden verschiedene zu ihnen passende Methoden finden. Sie werden in der Lage sein, die für Sie geeignetste Methode auszuwählen.

Wenn Sie ein Mensch sind, der eine innere Anspannung körperlich ausdrückt, z. B. durch Zusammenbeißen der Zähne, Versteifung der Schultern, Zupfen oder Trommeln mit den Fingern, so kann als Faustregel gelten, daß progressive Muskelentspannung für Sie die richtige Methode sein könnte. Sie kann allein genügen, möglicherweise werden Sie aber feststellen, daß Ihr Geist nicht ruhig ist, selbst wenn es Ihr Körper ist. In diesem Fall nehmen Sie eine weitere Methode hinzu – bildhafte Vorstellung etwa, wenn Sie eine gute Vorstellungskraft haben, oder, falls dies nicht der Fall ist, Mantra-Meditation. Wenn Ihr Geist gewöhnlich sehr beschäftigt ist, dann verwenden Sie eine differenziertere geistige Übung.

Wenn Sie sich physisch entspannen können, sobald Sie sich hinsetzen oder ins Bett kuscheln und sofort einschlafen können bzw. Ihnen Muskelschmerzen unbekannt sind, dann brauchen Sie die körperlichen Übungen nicht durchzuführen, sondern können sofort mit einer der kontemplativen Methoden beginnen.

Bitte denken Sie daran, daß alle diese Methoden einen Lernprozeß erfordern. Es sind Zeit und Übung zur Perfektionierung dieser Methoden nötig. Sie werden sich wahrscheinlich wohl fühlen, nachdem Sie zum ersten Mal eine psychologische Methode ausprobiert haben; dies ist aber nicht unbedingt der Fall. Allerdings sollte Ihr Ziel weitaus mehr sein als nur eine kurze Zeit erhöhten Wohlgefühls. Wenn Sie weiter täglich üben, dann sollten Sie feststellen, daß Sie sich immer schneller und tiefer entspannen können. Um die beste Wirkung und Kontrolle über sich zu erzielen, können vier bis sechs Wochen regelmäßigen Übens nötig sein, aber von Anfang an sollten Sie spüren, daß Sie Fortschritte machen. Wenn Sie es nach einer Übungswoche noch schwierig finden, den gewünschten Entspannungszustand zu erreichen oder insbesondere sich zu konzentrieren, dann probieren Sie eine andere Methode. Machen Sie aber bitte mit jeder Methode einen ernsthaften Versuch, denn es hat keinen Sinn, ziellos zwischen den einzelnen Techniken hin- und herzuspringen. Um erfolgreich zu sein, müssen Sie zunächst versuchen, die für Ihre Persönlichkeit richtige Methode zu finden und mit dieser dann auch systematisch und regelmäßig zu arbeiten.

Schmerzbehandlung

Das Kinderbuch ›Als das Stachelschwein einzog‹* handelt von einem freundlichen und gutmütigen Kaninchen, das ein bequemes Leben führte, bis sich eines Tages ein Stachelschwein selbst dazu einlud, bei dem Kaninchen einzuziehen. Das Stachelschwein verdrängte das Kaninchen aus seinem Bett, und das Kaninchen mußte auf einer harten

---

* Cora Annett, When the Porcupine Moved In (Franklin Watts Ltd.)

Pritsche schlafen; es saß sogar im Lieblingslehnstuhl des Kaninchens, und dieses mußte mit einem Hocker vorliebnehmen. Auch wollte das Stachelschwein nicht, daß das Kaninchen ausging, und lud von Zeit zu Zeit seine stachlige Verwandtschaft ein, die das Kaninchen und sein Haus vollständig mit Beschlag belegten. Wenn das Kaninchen versuchte, seinem Gast entgegenzutreten, wurde das Stachelschwein sehr ärgerlich und stellte seine Stacheln auf. Das Kaninchen wurde krank und traurig.

Die Geschichte vom Stachelschwein und dem Kaninchen birgt eine ausgezeichnete Analogie zu chronischem Schmerz. Der ungebetene und unfreundliche Gast, der dem Gastgeber Unbehagen, Einschränkung seiner normalen Tätigkeiten und eine Depression aufzwang, verhielt sich, wie sich auch Schmerz verhält. Gibt man den Widerstand auf, wird das Leben immer unerträglicher. Wehrt man sich, so schmerzt es.

Das Kaninchen verfiel schließlich auf denkerische Umwege (oder tierische Schlauheit bzw. eine psychologische Behandlungsmethode namens ›Gegenkonditionierung‹, wie Sie es sehen wollen). Weil es wußte, daß das Stachelschwein alle seine Vorschläge ablehnte, schlug es immer das Gegenteil dessen, was es wirklich wollte, vor. Es zeigte sich erfreut über die harte Pritsche und den Hocker, und dankte dem Stachelschwein dafür, daß es Bett und Lehnstuhl besetzt hatte. Das Stachelschwein geriet in Verwirrung und zog aus.

Das wirkliche Leben ist leider nicht so einfach wie das glückliche Ende einer Kindergeschichte, aber das Prinzip, welches das Kaninchen anwandte, war ein sehr wirkungsvolles. Es hatte gelernt, das Problem in den Griff zu bekommen. Es konnte das Stachelschwein nicht durch aggressive Konfrontation oder Nachgeben besiegen – ein solches Vorgehen machte die Sache nur schlimmer. Das Problem konnte jedoch durch Nachdenken bewältigt werden.

Schmerzbehandlung mit psychologischen Methoden ist sehr ähnlich. Es geht darum, nachzudenken, den Feind kennenzulernen und ihn aus dem Mittelpunkt Ihres Lebens zu entfernen, so daß Sie weiterleben können. Der Schmerz könnte – wie das Stachelschwein – ausziehen, sich in eine Ecke kauern oder kommen und gehen, aber er braucht nicht Sie und Ihr ganzes Leben zu beherrschen.

Das ›Wie‹

Wie kann man nun Schmerz beschreiben? Aus der Forschung und aus persönlichen Berichten gibt es eine beträchtliche Anzahl von Hinweisen dafür, daß die geistige Einstellung auf die Schmerzwahrnehmung einen bedeutenden Einfluß haben kann. Wenn wir, auf einer einfachen Ebene, erwarten oder Angst davor haben, daß etwas weh tut, dann stellen wir uns auf die Wahrnehmung von Schmerz ein, und es wird wahrscheinlich weh tun. Vorwegnehmende Angst verstärkt die Schmerzempfindung. Umgekehrt können wir eine schmerzerzeugende Situation besser ertragen, wenn wir ihr zuversichtlich und ruhig begegnen.

Die Mischung von Angst und Schmerz ist eine sehr unangenehme emotionale Erfahrung. Kleine Kinder weinen oft schon nach einem kleinen Stoß, weniger wegen der Schmerzen allein, als zusätzlich auch wegen der Angst, welche die Mutter auslöst, wenn sie herbeieilt, um das Kind zu trösten. In einem gewissen Sinn lernt das Kind, daß es über den Vorfall aufgeregt sein sollte, und sobald es aufgeregt ist, fühlt es den Schmerz stärker. Kinder, denen man sich nach einer kleinen Verletzung ruhig und ohne große Aufregung und Angst zu verbreiten nähert, werden normalerweise auch im späteren Leben gelassen mit einem Problem fertig werden. Diejenigen, für welche jedes kleine Mißgeschick eine große seelische Erschütterung geworden ist, reagieren auch weiterhin übermäßig emotionell und empfinden möglicherweise Schmerz stärker.

Bei einer guten medizinischen Behandlung wird das behandelnde Team bemüht sein, den Patienten zu beruhigen und zu informieren, wenn eine Prozedur schmerzhaft sein könnte. Ein ruhiger und vertrauensvoller Patient wird eine solche Prozedur besser ertragen und kooperieren können, während einer ängstlichen Person, die Unangenehmes ahnt, schwerer zu helfen ist; eine solche Person wird auch mehr Qual und Schmerz empfinden. Wenn sich der Patient in einem Zustand von Ruhe und Vertrauen befindet, so liegt das im Interesse aller Beteiligten. Ein entspannter Geist ist die erste Voraussetzung für die erfolgreiche Bekämpfung von Schmerzen.

Ein weiterer wichtiger seelischer Aspekt bei der Schmerzwahrnehmung ist das Gefühl, die Situation kontrollieren zu können. Bei der Behandlung von Verbrennungen kann man den dazu fähigen Patienten erlauben, bei Kleidungswechsel und beim Debridement zu helfen. Debridement ist die Entfernung von geschädigtem Gewebe (Wundausscheidung) und kann große Schmerzen verursachen. Patienten, die diese Möglichkeit nutzen konnten, zeigten wesentlich weniger Unbehagen und beklagten sich weniger über Schmerzen als Patienten, die während dieser Prozeduren nur hilflos daliegen mußten. Es wird auch von Patienten berichtet, die sich zusammenschlossen und ihre Äußerungen über Schmerz und Unannehmlichkeiten auf ein Minimum reduzierten, um neuaufgenommene Patienten zu beruhigen und ihnen ein Gefühl der Sicherheit zu geben. Berichte wie diese zeigen in deutlicher Weise, wie gut Menschen die Wirkung von Angst, Ruhe und Kontrolle in bezug auf Schmerz verstehen.

Andere positive Effekte während notwendiger, aber schmerzhafter Behandlungen zeigten sich bei Patienten, welche die Möglichkeit hatten, das Behandlungstempo zu bestimmen oder z. B. bei der Handhabung von Geräten zu helfen. Dieses Gefühl, Kontrolle auszuüben und eine nützliche Rolle zu spielen, trägt auch zum großen Erfolg der natürlichen Geburt bei. Hier werden Frauen ermutigt, auf die Wehen, anstatt sie passiv zu ertragen, regulierend Einfluß zu nehmen. So können sie zwischen den Kontraktionen herumgehen, während der Kontraktionen Atemtechniken anwenden, oder, wenn sie es wünschen, in einer Hock- oder Sitzposition entbinden, und bei der Niederkunft helfen. In solchen Situationen wird Schmerz wahrscheinlich viel weniger stark empfunden, als wenn die Patientin liegen muß und nichts tun kann. Das Gefühl der Hilflosigkeit verstärkt die Schmerzempfindung – das Gefühl von Kontrollausübung vermindert sie.

Zusätzlich zur Ruhe und dem Gefühl, die Situation kontrollieren zu können, ist eine weitere geistige Eigenschaft bei der Schmerzbekämpfung wichtig, nämlich die Fähigkeit der Konzentration auf bestimmte Sachverhalte und der Aufrechterhaltung dieser Konzentration, so daß andere Dinge nicht so bewußt wahrgenommen werden. Wir verhalten uns natürlich ständig in dieser Weise. Ein gutes Buch, Musik, ein schöpferisches Hobby oder eine packende Geschichte, die uns jemand erzählt, können uns so in Anspruch nehmen, daß wir das Gefühl für Zeit und andere Vorgänge um uns herum völlig verlieren. Wir können, bewußt und durch unseren Willen, eine Sache in den Mittelpunkt unserer Aufmerksamkeit rücken, so daß andere Empfindungen, einschließlich Schmerz, nicht in unser Bewußtsein vordringen. Extreme Beispiele hierfür sind Menschen in religiöser Ekstase, die sich Haken und Messer in ihren Körper stechen lassen, auf heißen Kohlen gehen oder stundenlang in physisch quälenden Haltungen verharren, dabei aber heiter und schmerzfrei bleiben. Glücklicherweise brauchen wir uns nicht in diese extremen Bereiche zu begeben, um etwas über Schmerzkontrolle zu lernen. Die dazu notwendige tiefe, konzentrierte Aufmerksamkeit ist den meisten von uns bekannt; sie muß nur angewandt werden. Wir müssen sie einsetzen, wenn es nötig ist, und sie nicht nur zufällig in Erscheinung treten lassen.

Obwohl Schmerz oft unsere Aufmerksamkeit auf sich zieht und einen immer größeren Einfluß auf unser Leben nehmen kann, ist dies nicht notwendigerweise so. Wenn man allein ist und Schmerzen hat, und sei es nur von einer kleinen Wunde oder Kopfschmerzen, ist es einem vielleicht unmöglich, sich auf etwas anderes als die Schmerzen zu konzentrieren, aber ein willkommener Besucher kann einen ablenken, und damit vergehen auch die

Schmerzen. Dies ist eine sehr häufig gemachte Erfahrung. Es ist am Anfang nicht immer leicht, dieses Umschalten der Aufmerksamkeit und die Zerstreuung willentlich geschehen zu lassen, aber es kann gelernt und zur Schmerzbekämpfung eingesetzt werden.

Schließlich ist auch unsere Haltung dem Schmerz gegenüber von Wichtigkeit. Die Bedeutung, die wir dem Schmerz geben, kann starke positive oder negative Auswirkungen haben. Wenn Schmerz als erschreckende, unverstandene Bedrohung von Gesundheit, Lebensstil oder gar Leben betrachtet wird, dann wird er bald eng mit Gefühlen von Panik verbunden sein. Die Kombination von Schmerz und Angst kann zerstörerische Folgen haben, da sich die beiden gegenseitig verstärken. In einem solchen Fall ist das autonome Nervensystem aktiviert (d. h. es bereitet den Körper mit schnellerem Herzschlag und vergrößertem Schlagvolumen, erhöhtem Blutdruck, schnellerer Atmung, erhöhter Blutzufuhr zu Muskeln und Haut und gesteigertem Stoffwechsel vor, auf eine Gefahr zu reagieren). Schmerz und Angst können jedoch nicht durch Weglaufen vermieden oder durch einen Kampf besiegt werden. Der Erregungszustand verschlimmert die Situation vielmehr und trägt wahrscheinlich dazu bei, logisches Denken und Planen zu hemmen. Es ist dann lebensnotwendig, den Schmerz zu kennen und zu verstehen, so daß nicht Unverständnis der Situation zu Panik führen kann.

Die wesentlichen Faktoren bei der psychologischen Schmerzkontrolle sind also Verständnis, geistige Ruhe, körperliche Entspannung und die Fähigkeit, Aufmerksamkeit auf andere Dinge als den Schmerz zu richten und sie dort zu halten. An diesen Faktoren ist nichts Seltsames oder Mystisches. Es sind natürliche Zustände, die wir alle kennen. Der einzige Kniff dabei ist die Fähigkeit, sie bewußt herzustellen, anstatt hoffnungsvoll auf ihr zufälliges Eintreten zu warten. Dieser ›Kniff‹ kann gelernt werden. Außerdem gibt es nicht nur einen Weg, zu den gewünschten Zuständen zu gelangen; die Möglichkeiten hierzu sind vielfältig und können für eine bestimmte Person maßgeschneidert werden. Wenn Sie erst einmal die Grundlagen gelernt haben, dann können Sie Ihr eigenes Programm entwerfen. Es muß jedoch betont werden, daß dies ein Lernprozeß ist. Niemand kann eine bedeutsame Fertigkeit in fünf Minuten erlernen; man muß daran arbeiten. Ähnliches gilt für das Geigenspiel. Sobald Ihnen jemand gezeigt hat, wie das Instrument zu halten und der Bogen über die Saiten zu führen ist, werden Sie in der Lage sein, ein Geräusch zu erzeugen. Um z. B. Kompositionen von Bach zu spielen, müssen jedoch Aufmerksamkeit und Kontrolle über die ganze Zeit hinweg eingesetzt werden. Um Schmerz effektiv beherrschen zu können, müssen wir auf Bach hinarbeiten.

Ein weiterer erwähnenswerter Punkt ist folgender: Dieser Ansatz ist zu unterscheiden vom Standpunkt derer, die uns glauben machen möchten, daß wir Schmerz durch die richtige Haltung und das Denken schöner Gedanken verschwinden lassen können. Weit gefehlt! Es wäre wunderbar, wenn Schmerz durch die magische Kraft des Geistes abgeschaltet werden könnte, aber wir wissen, daß dies nicht möglich ist. Es ist für jeden, der an chronischen Schmerzen leidet, eine Beleidigung, ihm zu suggerieren, einzig und allein sein Denken wäre falsch.

Die hier beschriebenen psychologischen Methoden basieren auf Lernen, und ihr Ziel ist es, diejenigen Aspekte von Schmerz, welche auf Angst, Anspannung und einer gewissen Schmerzerwartung beruhen, zu vermindern oder aufzuheben. Wenn diese Aspekte erst einmal ihren Einfluß verloren haben, ergibt sich für das Problem eine neue Perspektive. Die Schmerzempfindung wird nicht mehr so stark sein, und die Schmerzen werden aufhören, das Leben des Patienten zu beherrschen. Auch wird sich diese Person dessen bewußt sein, daß sie selbst es war, die diese Veränderung herbeigeführt hat. Sie hat die Situation dann unter Kontrolle und ist frei von der Tyrannei des Schmerzes. Manchmal wird sich jemand so sehr in andere Sachverhalte vertiefen, daß der Schmerz tatsächlich verschwindet, zeitweise oder auf Dauer. Bei anderen wird sich die Perspektive verändern, sie werden ihr Leben freier gestalten können, die Stimmung und die Lebensqualität wird sich verbessern, und der Schmerz wird noch da sein. Vielleicht in einer Ecke versteckt, aber noch vorhanden.

Entspannungstechniken in der Schmerzbekämpfung

Schmerz ist eine Streß-Ursache, und Streß hat weitreichende Einflüsse auf den Körper, das Empfinden, Denken und Verhalten. In Situationen, in welchen der Schmerz keine Funktion hat, ist keiner dieser Einflüsse von Nutzen. Das Gegenteil ist der Fall: Diese Einflüsse tendieren dazu, die Schmerzempfindung zu verstärken.

Zunächst kann Schmerz physiologische Erregung verursachen, so daß der Herzschlag schneller und kräftiger, die Atmung heftiger wird, das Blut fließt von den inneren Organen weg zu den Muskeln und zur Haut, der Körper wird in einen ›Alarmzustand‹ versetzt. Begleitet wird dies typischerweise von einer erhöhten Muskelanspannung. Diese erhöhte Anspannung kann alle Muskeln betreffen, sie ist aber möglicherweise am ausgeprägtesten in der Nähe des Schmerzursprungs. Instinktiv schützen wir die schmerzende Körperstelle, weil durch absolute Ruhigstellung weiterer Schaden abgewendet werden könnte. Bei funktionslosem Schmerz führt alles dies wegen der angespannten Muskulatur zu einer Verstärkung der Schmerzempfindung. Wir befürchten, daß Entspannung der Muskeln den

Schmerz erhöhen könnte; das Gegenteil ist der Fall.

Zusätzlich zur körperlichen Erregung und Muskelanspannung führt Schmerz auch zu Gefühlen des Unbehagens und der Angst. Bei akuten Schmerzen können diese Gefühle nützlich sein – sie haben eine bedrängende Komponente, so daß wir etwas gegen die schmerzerzeugende Situation unternehmen. Bei funktionslosen Schmerzen fügen sie der unangenehmen Schmerzempfindung nur eine weitere unangenehme Dimension hinzu.

In einem solchen Zustand von Erregung und Qual neigen wir dazu, nicht mehr klar und logisch zu denken, und sind möglicherweise unfähig, vernünftige Pläne zu unserer Hilfe zu entwerfen.

Schmerz verändert unser Verhalten. Starker Schmerz mag uns dazu veranlassen, rastlos auf und ab zu laufen oder uns im Bett hin und her zu wälzen. Diese Verhaltensfolgen sind nicht nützlich und können den Schmerz noch stärker erscheinen lassen.

Es ist nicht einfach, im Schmerz Entspannung zu lernen, wenn wir von diesen ›Instinkten‹ beherrscht zu sein scheinen. Es ist jedoch wichtig, sich daran zu erinnern, daß Erregung, Qual und Unruhe bei der Bekämpfung von Schmerzen, welche nicht auf Verletzungen zurückzuführen sind, fehl am Platze sind; sie mögen nützlich sein, wenn es darum geht, uns auf das Weglaufen vor etwas uns Bedrohendem vorzubereiten, aber diejenigen Schmerzen, um welche es hier geht, können nicht durch Weglaufen vermieden werden. Hier muß man die Dinge in die Hand nehmen.

Probieren Sie als ersten Entspannungsschritt diese kleine Übung. Sie können sie im Stehen, Sitzen oder Liegen ausführen – suchen Sie sich die bequemste Position aus. Legen Sie jetzt Ihre Hände auf die Stelle direkt unterhalb Ihres Brustkastens. Atmen Sie nun stetig und gleichmäßig ein, und zählen Sie dabei bis drei. Halten Sie kurz den Atem an, und atmen Sie wieder aus, während Sie wiederum bis drei zählen. Versuchen Sie, in einen lockeren Rhythmus zu kommen – einatmen, zwei, drei, anhalten, ausatmen, zwei, drei. Einatmen, zwei, drei, anhalten, ausatmen, zwei, drei. Halten Sie das Tempo gleichmäßig, und versuchen Sie nicht, besonders tief zu atmen. Fühlen Sie, wie Ihre Hände beim Ausatmen sanft nach außen und unten, beim Einatmen dagegen nach innen und oben geschoben werden. Legen Sie Ihre Hände nur leicht auf. Während Sie in diesem stetigen, gleichmäßigen Rhythmus weiteratmen, lassen Sie sich gehen, und entspannen Sie sich mit jedem Ausatmen ein bißchen mehr. Atmen Sie die gute, kühle Luft ein und mit ihr einen Hauch von Ruhe. Atmen Sie die schlechte Luft aus und mit ihr die Spannung. Schon nach ungefähr einer Minute werden Sie sich anders fühlen, ruhiger und beherrschter. Sie können diese Übung überall machen. In der Öffentlichkeit könnten Sie sie durchführen, ohne die Hände auf Ihr Zwerchfell zu legen; niemand würde wissen, was Sie tun. Dies ist eine schnelle, leichte Entspannungsmethode; sie allein kann Ihnen schon helfen, Ihre Schmerzen etwas unter Kontrolle zu bekommen.

Wenn jedoch die Muskeln besonders verspannt sind, müssen Sie möglicherweise systematischer dagegen angehen, indem Sie sich von einer Muskelgruppe zur anderen durch den ganzen Körper durcharbeiten. Diese Methode, die ›progressive Muskelentspannung‹ heißt und deren Wegbereiter

Edmund Jacobson war, wurde von Schmerz- und anderen Therapeuten zur Behandlung einer Reihe von Leiden übernommen, darunter auch psychosomatischen Problemen und verschiedenen schmerzhaften Erkrankungen.

Versuchen Sie als erstes zu vermeiden, daß Sie abgelenkt werden. Achten Sie darauf, daß Ihnen das Licht nicht direkt in die Augen fällt. Suchen Sie sich einen ruhigen Ort, und wählen Sie eine Zeit, in der Sie etwa 20 Minuten ungestört sein können. Ziehen Sie Ihre Schuhe aus, und lockern Sie enge Kleidungsstücke wie Krawatten, Bünde oder Gürtel. Machen Sie es sich jetzt bequem. Suchen Sie sich einen Lehnstuhl, der Ihre Arme, Ihren Rücken und Ihren Kopf gut stützt, ohne daß Sie sich anstrengen müssen, oder legen Sie sich auf ein Bett oder Sofa. Achten Sie darauf, es sich *wirklich* bequem zu machen — es sollte Sie nichts drücken; keine harten Flächen, nichts, was Ihre Haltung stören oder Sie zu einer ungünstigen Position zwingen könnte, sollte im Wege sein.

Richten Sie jetzt Ihre Aufmerksamkeit auf Ihren Atem. Atmen Sie 10 oder 15 Atemzüge in dem oben beschriebenen gleichmäßigen Rhythmus. Richten Sie dann Ihre Aufmerksamkeit auf Ihre Stirn und Ihr Gesicht. Ziehen Sie Ihre Augenbrauen langsam nach oben, soweit Sie können, und fühlen Sie, wie sich in Ihrer Stirn und um Ihre Augen herum die Anspannung aufbaut. Jetzt entspannen Sie die Muskeln, die Sie gerade zum Hochziehen der Augenbrauen benutzt haben, und fühlen Sie, wie angenehm es ist, sich nach der Anspannung zu entspannen. Als nächstes schließen Sie Ihre Augen, und kneifen Sie sie fest zusammen. Jetzt wird die Anspannung rund um Ihre Augen und Ihre Nase erhöht sein. Sie ist unbequem. Lassen Sie nach, und entspannen Sie sich zurück in die normale Haltung. Spüren Sie dabei wieder das angenehme Gefühl der Erleichterung und Befreiung. Verziehen Sie jetzt Ihren Mund, soweit Sie können, zu einem ›Grinsen‹; halten Sie dabei die Zähne geschlossen. Entspannen Sie sich dann. Strecken Sie jetzt Ihren Unterkiefer nach vorn, so daß die unteren Zähne vor den oberen sind. Spüren Sie, wie sich die Anspannung im unteren Teil Ihres Gesichts und Ihrem Kinn aufbaut. Entspannen Sie sich jetzt. Spüren Sie, wie sich Ihr Gesicht anfühlt, nachdem die ganze Anspannung entwichen ist.

Konzentrieren Sie sich jetzt auf den unteren Teil Ihres Kopfes, auf Ihren Nacken und Ihre Schultern. Ziehen Sie langsam, ohne die Muskeln hastig zu bewegen, Ihre Schultern nach oben, wie zu einem Schulterzucken. Beobachten Sie sorgfältig, wo sich Anspannung und Unbehagen zeigen. Nun entspannen Sie sich und lassen Ihre Schultern langsam in eine bequeme Ruheposition zurückkehren. Als nächstes drehen Sie Ihren Kopf nach links, und fühlen Sie die Anspannung, die sich in der rechten Seite des Halses und der rechten Schulter aufbaut. Dann lassen Sie Ihren Kopf langsam wieder in die gerade Richtung zurückkehren. Wiederholen Sie die Übung, aber drehen Sie den Kopf jetzt nach rechts. Beachten Sie, daß alle diese Übungen langsam und sanft durchgeführt werden müssen.

Heben Sie jetzt Ihre Arme bis in Schulterhöhe, und strecken Sie sie langsam weg von sich. Strecken Sie Ihre Arme in voller Länge aus, Ellenbogen, Handgelenke, Finger — spreizen Sie die Finger weit. Dann entspannen Sie sich und lassen die Arme langsam wieder an Ihre Seite sinken. Um die verbleibende

Anspannung aus Ihren Händen zu entfernen, schließen Sie sie anschließend langsam zu Fäusten. Halten Sie sie fest zusammen, und entspannen Sie sich dann wieder.

Nun zu Ihrem Rücken. Lassen Sie Schultern und Gesäß wie sie sind, und biegen Sie den mittleren Teil Ihres Rückens zu einem einwärts gekrümmten Bogen. Halten Sie diese Stellung kurz, und entspannen Sie sich dann wieder.

Ziehen Sie jetzt Ihre Bauchmuskeln so weit wie möglich ein, so daß Sie sich ganz flach und fest fühlen. Auch diese Stellung kurz halten, und dann entspannen.

Spannen Sie als nächstes Ihre Gesäßmuskeln an, halten Sie kurz diese Position, und entspannen Sie sich.

Und jetzt zu Ihren Beinen. Strecken Sie sie vom Körper weg, bis Sie die ganze Steifheit und Anspannung, hinunter bis zu Ihren Füßen, spüren können. Dann entspannen Sie sich wieder und lassen die Beine ruhen.

Zum Schluß ziehen Sie Ihre Zehen nach oben, krümmen sie nach unten (sanft!) und entspannen sich wieder.

Überprüfen Sie nun Ihren ganzen Körper, und wiederholen Sie An- und Entspannung mit jedem Körperteil, in dem Sie sich noch ›gespannt‹ fühlen. Wenn Sie völlig entspannt sind, kann es sein, daß Sie sich leichter fühlen, als könnten Sie wegtreiben, oder schwerer, als ob Sie durch das Bett sinken; die Reaktionen sind verschieden. Lassen Sie sich in jedem Fall nach Ihrem Gefühl gehen. Sinken Sie, sinken Sie in tiefere Entspannung, wenn Sie wollen, oder treiben Sie friedlich in einen immer entspannteren Zustand.

Für diese Art von progressiver Entspannung gibt es zwei goldene Regeln:

■ Führen Sie jede Bewegung in langsamer und sorgfältig kontrollierter Weise durch. ›Reißen‹ Sie nicht an den Muskeln, wenn Sie sie anspannen, und lassen Sie nicht abrupt los, wenn Sie sich entspannen. Sanftes Vorgehen ist richtig.

■ Wenn eine Übung schmerzt, lassen Sie sie aus! Manchen Menschen mit Problemen der Muskulatur, besonders im Nacken oder Rücken, bereitet sogar eine leichte Muskelanspannung Schmerzen. Lassen Sie in solchen Fällen den Anspannungsteil der Übung aus, und entspannen Sie nur, wenn Sie an dem betreffenden Körperteil angelangt sind. Es sollte ein angenehmes, linderndes Gefühl sein.

Emotionelle Wirkungen

Viele Menschen fühlen sich auf unmittelbare Weise wohl und zufrieden, wenn sie sich zum ersten Mal auf diese Weise entspannen. Für einige jedoch ist die Befreiung von der Anspannung mit Weinen begleitet, normalerweise beim ersten Mal. Machen Sie sich keine Sorgen, wenn dies passiert. Weinen Sie, solange Sie müssen. Es ist nur ein Teil der Befreiung von der angesammelten Anspannung, und es schadet nicht. Sollte es jedesmal passieren, wenn Sie sich entspannen, so führen Sie diese Methode nicht weiter. Dieser Fall ist sehr unwahrscheinlich, es sei denn, daß Sie ernstlich depressiv verstimmt sind und dies nur durch starke Selbstbeherrschtheit verdeckt haben. Suchen Sie in diesem Fall Hilfe gegen die Depression als einem eigenen Problem.

Wenn Sie zum ersten Mal mit der Entspannung beginnen, kann auch das Gegenteil eintreten, und Sie spüren den überwältigenden Drang zu kichern. Auch das ist kein Grund zur Besorgnis. Lassen Sie es geschehen. Es beruht normalerweise auf einer Angst vor dem ›Sich-gehen-Lassen‹; Kichern ist eine Abwehrreaktion. Gewöhnlich tritt es nach dem ersten Mal nicht mehr auf. Genießen Sie es, und machen Sie mit der Übung weiter, sobald es vorbei ist.

Wenn Sie sich entspannt haben, ist es sehr wahrscheinlich, daß Ihr Puls und Ihre Atmung langsamer und Ihr Blutdruck niedriger geworden sind, selbst wenn Sie glauben, daß Sie nur teilweise erfolgreich waren. Denken Sie daran, Ihrem Körper hinterher Zeit zur Anpassung zu geben. Bewegen Sie Ihre Glieder ein bißchen, strecken Sie sich; wenn Sie flach gelegen haben, stellen Sie erst Ihre Füße auf den Boden und erheben Sie den Kopf zuletzt. Wenn Sie ohne diese kurze Zeit der Anpassung plötzlich aufspringen, kann Ihnen schwindlig oder schlecht werden, da Ihr Körper verzweifelt versucht, mit der plötzlichen Anforderung fertig zu werden.

Auf längere Sicht

Sie sollten diese Übung täglich (zweimal täglich, wenn es Ihnen möglich ist) 15 bis 20 Minuten lang durchführen. Die meisten Menschen fühlen bereits beim ersten Mal eine wohltuende Wirkung, aber dies oft nur für kurze Zeit. Wenn man die Übung vier bis sechs Wochen lang weiterführt, resultiert daraus ein guter, andauernder Zustand, in welchem die Muskelanspannung vermindert ist und

Körper und Geist ruhiger sein sollten. Wenn Ihnen die Übungen gelingen, werden Sie außerdem ein neues Körpergefühl entwickeln, so daß Sie sich aufbauende Spannung schon im Anfangsstadium bemerken. Nach der anfänglichen Lernperiode können Sie nach einem regelmäßigen Plan weitermachen oder die Übung nur bei Bedarf durchführen. Passen Sie sie Ihren Anforderungen an.

Wenn Sie sich auf diese Weise entspannen, haben Sie die Kontrolle übernommen, sind ruhig geworden und haben Ihre Aufmerksamkeit konzentriert – alles Voraussetzungen für die psychologische Schmerzkontrolle. Alle Methoden, die auf den nächsten Seiten beschrieben werden, beruhen auf denselben Prinzipien: Entspannung, konzentrierte Aufmerksamkeit und Kontrolle. Es werden verschiedene Methoden beschrieben, weil es wichtig ist, daß Sie Ihren eigenen Weg finden. *Verschiedene Methoden sind für verschiedene Menschen geeignet.* Nicht jeder wird die progressive Muskelentspannung benutzen können. Von denen, die es können, wird sie nicht jedem gefallen. Manche Menschen brauchen den Aspekt der körperlichen Übung, andere kommen mit geistigen Übungen besser zurecht. Ein wichtiger Teil der Kontrolle über Ihre Schmerzen ist es zu entscheiden, was Sie tun werden. Sie können die Entspannungsmethode ausprobieren und finden, daß nur sie es Ihnen ermöglicht, Schmerzen zu kontrollieren. Vielen Menschen ist es so ergangen. Sie werden vielleicht feststellen, daß Sie Entspannung und Meditation brauchen; womöglich bevorzugen Sie Meditation oder visuelle Vorstellung allein; möglicherweise ziehen Sie den größten Nutzen aus der Selbsthypnose (autogenes Training) ohne bestimmte Körperbewegungen. Es liegt an Ihnen, die Methode herauszufinden, die am besten zu Ihnen paßt, und sie bis zur Vollkommenheit zu üben, wobei Sie, wenn nötig, Veränderungen vornehmen können, um die besten Ergebnisse zu erzielen. Die Forschung hat bei progressiver Muskelentspannung, Hypnose und Meditation ähnliche physiologische Veränderungen nachgewiesen. Alle diese Methoden zeigen positive Einflüsse auf die Gesundheit, Erfolge in der Handhabung von Streß und in der Schmerzkontrolle. Es ist Ihre Aufgabe, sich das Rezept auszusuchen und es zu benutzen.

Autogenes Training

Hypnose wird schon seit langem erfolgreich zur Schmerzbehandlung verwendet. Sie wird von Zahnärzten zur Schmerzkontrolle, in manchen Spezialkliniken für Verbrennungen bei schmerzhaften Behandlungen und sogar auf manchen Unfallstationen beim Nähen von Wunden eingesetzt. Es gibt viele Beispiele für die Verwendung von Hypnose in der Schmerzbehandlung.

Was ist Hypnose?

Manchmal wird angenommen, daß es für uns nur zwei Geisteszustände gibt: den bewußten Zustand, wenn wir wach sind, und den unbewußten, wenn wir schlafen. Weitere Überlegungen werden jedoch zeigen, daß dies nicht so einfach ist. Jeder, der ein Baby, ein krankes Kind oder einen alten Menschen in seinem Haushalt hat, wird wissen, daß wir im Schlaf nicht immer ohne Bewußtsein sind. Es mag nach außen diesen Anschein haben, aber wir wachen beim leisesten Geräusch desjenigen, um den wir besorgt sind, auf. Wir überschlafen laute Geräusche, wie Verkehrslärm von draußen, sind aber sofort wach, wenn sich im Nebenzimmer jemand ruhelos im Bett bewegt. Während wir schlafen, verarbeitet unser Gehirn aktiv Informationen und bewertet sie, so daß wir selektiv reagieren können. Ein sehr überzeugendes Beispiel dafür stammt von einer Mutter, deren Kleinkind als Notfall in einer Klinik aufgenommen wurde. Auch die Mutter wurde aufgenommen; man stellte ihr ein Bett in das Zimmer des Kindes. Sie war wegen der Sorgen um das Kind erschöpft und ging früh zu Bett. Das Kind bewegte sich in seinem Kinderbett um 22 Uhr und um 2 Uhr, und die Mutter wachte auf, fütterte es und wechselte die Windeln. Die Krankenschwestern waren der Meinung, das Kind hätte die ganze Nacht geschlafen, weil sie überhaupt keinen Lärm gehört hatten. Es hatte nicht geweint; die Mutter hatte auf seine ruhelosen Bewegungen reagiert. Während der Nacht waren die Schwestern dreimal in dem Zimmer gewesen, um nach dem Kind zu sehen. Dabei gingen sie auch am Bett der Mutter vorbei. Sie hatte sich nicht bewegt, und am Morgen neckten sie die Schwestern damit, wie fest sie geschlafen habe. Sogar im Schlaf überwachen wir aktiv einige Aspekte unserer Umgebung und reagieren auf sie in verschiedenen Bewußtseinsebenen.

Wenn dieses mehrschichtige Bewußtsein schon im Schlaf existiert, so ist sein Vorhandensein im Wachzustand noch erstaunlicher. Wir finden uns im oberen Stockwerk oder in der Küche wieder und fragen uns plötzlich, warum wir dort sind. Wir sind absichtlich dorthin gegangen, mit einem Grund, aber dies ist in eine andere Bewußtseinsschicht geglitten, und wir können uns im Moment nicht daran erinnern. Es wird uns später wieder einfallen. Wir können jemandem zuhören und ihm in angemessener Weise antworten, und uns doch später an kein einziges Wort der Unterhaltung erinnern, weil unsere Gedanken ›woanders‹ waren. Manchmal werden wir uns in einem Zimmer, in dem die Unterhaltung zwischen vielen Menschen in vollem Gange ist, plötzlich bewußt, daß jemand versucht, unsere Aufmerksamkeit zu erringen, und wir sagen »Entschuldigung – ich war weit weg« oder sogar »Entschuldigung – ich war in Trance«.

Aus dem täglichen Leben gibt es viele andere Beispiele dafür, daß wir auf ganz natürliche Weise zwischen gleichzeitig existierenden Bewußtseinsebenen hin- und herspringen können. Der hypnotische Zustand zeigt eine solche Möglichkeit auf. Er ist ein ganz natürlicher Zustand und den meisten von uns vertraut. In der Hypnose gibt es normalerweise einen Führer (den Hypnotiseur oder Hypnotherapeuten), der beim Hypnosevorgang hilft, doch jede Hypnose ist im Grunde Selbsthypnose. Eine Person entscheidet sich dazu, in einen solchen Zustand einzutreten, ohne auf dessen zufälliges Zustandekommen zu warten, und der Hypnotiseur assistiert oder er hilft dabei, die Trance herbeizuführen.

Wenn wir uns einmal im Trancezustand befinden, fällt es uns viel leichter, bestimmte Dinge zu tun als im normalen, hellwachen Bewußtseinszustand mit all seiner Geschäftigkeit und Ablenkung. Die Fähigkeit, sich Dinge vorzustellen und zu phantasieren, ist viel größer; auch die Möglichkeiten des Geistes, verschiedene körperliche Vorgänge zu beeinflussen, haben in überraschender Weise zugenommen. So kann z. B. Schmerzunempfindlichkeit erzeugt werden, und zwar in einem Maß, daß selbst Verletzungen oder durch die Haut gestochene Nadeln keine Schmerzen verursachen. Die Suggestion von Wärme oder Kälte in bestimmten Körperteilen kann zu beobachtbaren und meßbaren Temperaturveränderungen führen. Schmerzen, die eine organische Ursache haben, wie eine Wunde oder einen Krankheitsprozeß, können blockiert werden. Der Schlüssel dazu scheint körperliche Bewegungslosigkeit und tiefe, konzentrierte innere Ruhe zu sein.

Die selbsterzeugte Trance

Vor etwa 80 Jahren berichteten Versuchspersonen, die an Experimenten über Schlaf und Hypnose teilnahmen, den Forschern, daß sie sich zwischen den Versuchen selbst in den hypnotischen Zustand versetzt hätten, um Anspannung und Streß unter Kontrolle zu bringen und streßbedingte Kopfschmerzen und andere Symptome zu beseitigen. Dies war der Anfang des autogenen (d. h. selbsterzeugten) hypnotischen Trainings, welches von J. H. Schultz und W. Luthe sowie anderen allmählich zu einer Standardmethode entwickelt wurde.

Untersuchungen haben gezeigt, daß Menschen über das Gefühl der besseren Entspannung und größeren Zuversicht berichten, wenn sie diese Methode über einen gewissen Zeitraum angewandt haben. Auch vielen mit speziellen Problemen wie Migräne, Reizblase, Schlaflosigkeit und hohem Blutdruck wurde geholfen, ganz abgesehen von der Verbesserung des Allgemeinbefindens.

Wie bei der progressiven Muskelentspannung beginnt man auch das autogene Training damit, es sich auf einem Bett, Sessel oder Kissen am Boden bequem zu machen. Manche Trainer raten dazu, seltsame Körperstellungen einzunehmen, wie sich mit der Stirn an einen Stuhl oder Sessel anzulehnen, oder sich, auf einem Stuhl sitzend, nach vorne zu beugen, die Unterarme auf die Schenkel zu legen und die Hände zwischen den Schenkeln baumeln zu lassen. Es ist schwierig zu erkennen, welches der Nutzen solcher Verrenkungen sein soll, und man vermeidet sie am besten, vor allem, wenn man Nacken-, Schulter- oder Rückenschmerzen hat. Bequemlichkeit ist das Allerwichtigste.

Wenn Sie es sich wirklich bequem gemacht haben, nichts Sie drückt, einschränkt oder in Ihrer Haltung Anspannung verursacht, dann konzentrieren Sie sich auf Ihre Atmung. Atmen Sie nicht besonders tief ein, sondern konzentrieren Sie sich beim Atmen auf das Gefühl der Ruhe, und entspannen Sie sich bei jedem Ausatmen, wie bei der progressiven Muskelentspannung. Erlauben Sie sich ›loszulassen‹, während Sie stetig und leicht ein- und ausatmen. Nach etwa einer Minute richten Sie Ihre Aufmerksamkeit auf ein angespanntes oder schmerzendes Körperteil, auf nur eines, nicht mehrere zugleich. Versuchen Sie nicht, etwas zu verändern: Richten Sie Ihre Aufmerksamkeit nur auf die Stelle des Unbehagens, und erkunden Sie diese. Finden Sie heraus, wie sie sich genau anfühlt, aber machen Sie keinen Versuch, sie zu analysieren. Beobachten Sie die Stelle, sorgfältig und ohne Emotionen, und verlassen Sie sie dann.

Nun werden Sie sich in einen Trancezustand versetzen, indem Sie einen Körperteil nach dem anderen locker, warm und schwer werden lassen. Sie können das tun, indem Sie sich die folgenden ›Auslöse‹-Sätze still wiederholen; lassen Sie sich Zeit dabei, und machen Sie viele Pausen zwischen den Sätzen, während Sie Ihre Aufmerksamkeit auf den jeweiligen Körperteil richten. Fahren Sie fort, bis

Sie die gewünschte Wirkung verspüren, und gehen Sie dann zum nächsten Körperteil über. Hier sind die Sätze:

Mein rechter Arm fühlt sich schwer an
Mein rechter Arm fühlt sich schwerer an
Mein rechter Arm ist schwer

Mein linker Arm fühlt sich schwer an
Mein linker Arm fühlt sich schwerer an
Mein linker Arm ist schwer

Mein rechter Arm wird warm
Mein rechter Arm wird wärmer
Mein rechter Arm ist warm

Mein linker Arm wird warm
Mein linker Arm wird wärmer
Mein linker Arm ist warm

Mein rechtes Bein fühlt sich schwer an
Mein rechtes Bein fühlt sich schwerer an
Mein rechtes Bein ist schwer

Mein linkes Bein fühlt sich schwer an
Mein linkes Bein fühlt sich schwerer an
Mein linkes Bein ist schwer

Mein rechtes Bein fühlt sich warm an
Mein rechtes Bein fühlt sich wärmer an
Mein rechtes Bein ist warm

Mein linkes Bein fühlt sich warm an
Mein linkes Bein fühlt sich wärmer an
Mein linkes Bein ist warm

Während sich das Gefühl von Wärme und Schwere entwickelt und in den Gliedern ausbreitet, wird der Körper ruhiger und ruhiger und immer tiefer entspannt, und der Geist gleitet in den Trancezustand. Machen Sie nun mit dem letzten Teil der Instruktionen weiter, und wiederholen Sie sie langsam für sich selbst, bis die Wirkung eintritt:

Mein Herzschlag ist ruhig und gleichmäßig
Mein Atem ist ruhig und gleichmäßig
Meine Stirn ist kühl und leicht
Ich bin mit mir im Frieden und ganz entspannt

Möglicherweise gehören Sie zu den Glücklichen, die den Trancezustand schon beim ersten Versuch erreichen, aber es ist wahrscheinlicher, daß Sie zunächst fließende Erlebnisse des ›Loslassens‹ haben werden. Sie werden fleißig weiterarbeiten müssen, um diese Erlebnisse zu vertiefen und zu verlängern, bis Sie schließlich in Trance bleiben können, solange Sie wollen. Am Anfang ist tägliche Übung das Beste, bis Sie den gewünschten Zustand zuverlässig erreichen können. Sie werden sehen, daß die Einführung in die Trance mit der Zeit leichter und schneller vor sich geht.

Wenn Sie aus dem Trancezustand herauskommen möchten, können Sie einfach von fünf rückwärts zählen, wie bei einem Countdown. Lassen Sie sich, während Sie zählen, so aus der Trance herauskommen, daß Sie bei eins völlig wach und munter sind. Geben Sie sich, wie bei der ›progressiven Muskelentspannung‹, eine kurze Zeit der Anpassung, bevor Sie aufstehen. Strecken Sie Ihre Glieder, oder führen Sie sanfte Bewegungen aus, so als würden Sie aus dem Schlaf erwachen. Denken Sie daran, daß Ihr Blutdruck wahrscheinlich gesunken ist und Ihr Puls und Ihre Atmung langsam sind; springen Sie also nicht schnell auf, denn dies könnte zu Schwäche und Schwindel führen.

Wenn Sie sich im Trancezustand befinden, können Sie eine Vielzahl von Vorstellungen und Suggestionen zur Schmerzkontrolle einsetzen. Bereiten Sie sich auf die Trance vor, und überlegen Sie sich, was Ihren Schmerz lindert; bauen Sie in Ihrer Vorstellung darauf eine ganze Szene auf, die Sie dann im Trancezustand benutzen können. Wenn z. B. Wärme normalerweise die Schmerzen vermindert, dann könnten Sie in die Trance gehen und sich vorstellen, daß Sie sich unter einer Wärmelampe befinden, die auf den schmerzenden Körperteil gerichtet ist. Schalten Sie die Lampe ein, und spüren Sie die heilenden Strahlen auf der Haut. Langsam wird die bestrahlte Körpergegend wärmer, und dabei beginnt der Schmerz leichter und weniger zu werden. Die warmen, sanften Strahlen tun ihr Werk und verringern den Schmerz. Spüren Sie, wie gut Ihnen die Wärme in diesem Körpergebiet tut. Lassen Sie die Lampe brennen, bis der Schmerz ganz verschwunden ist. Danach werden Sie das Wärmegefühl noch eine ganze Weile spüren, auch wenn Sie die Lampe abschalten. Bedecken Sie die Haut, um die Wärme nicht zu verlieren, so daß die Schmerzfreiheit anhält. Das schmerzfreie Intervall nach der Trance wird sich nach und nach verlängern, und Sie werden immer geübter. Die Szene mit der Wärmelampe ist natürlich nur ein Beispiel von vielen.

Vielleicht möchten Sie das Bild der Sonne verwenden, die an einem tropischen Strand scheint, an dem Sie in einem Liegestuhl liegen. Weitere Möglichkeiten wären die Vorstellung von warmem Wasser auf Ihrer Haut oder die Idee eines warmen, weichen Tuchs, das um die schmerzende Stelle gewickelt ist.

Wenn gegen Ihre Schmerzen Kälte hilft, dann könnten Sie sich eine Szene vorstellen, in der Eisbeutel auf die betroffene Stelle gelegt werden: Langsam kriecht die Kälte in die Haut, betäubt sie und nimmt dabei die Schmerzen weg. Auch das Wasser einer Fontäne oder eines Wasserfalls könnte über Ihren Körper fließen; spüren Sie, wie das Wasser rauscht, hören Sie es, und fühlen Sie, wie der betreffende Körperteil kühler wird und der Schmerz verschwindet.

Vielleicht verschwinden Ihre Schmerzen nicht durch einfache Vorstellungen, aber Sie werden schmerzfrei, wenn Sie in den Schlaf gleiten. Auch das können Sie nachvollziehen. Sie können sich in den Schlaf sinken lassen, wobei Sie sich vorstellen, in einem warmen, bequemen Bett zu liegen; langsam gleiten Sie in den Schlaf. Spüren Sie, wie der Schmerz verschwindet, während sich Ihr Geist und Körper in den Schlaf hinein entspannen. Lassen Sie sich sinken, tiefer und tiefer. Allerdings sollten Sie nicht vergessen, sich vorher einen Wecker zum Aufwachen zu stellen.

Sagen Sie sich bei jeder dieser Anwendungen, daß der Schmerz noch verschwunden sein wird, wenn Sie aus dem Trancezustand herauskommen. Wenn Ihnen das gelingt, können Sie auf diese Weise lange schmerzfreie Intervalle erzielen. Vorher müssen Sie jedoch darin geübt sein, sich in Trance zu begeben, wieder herauszukommen und die Trance zu vertiefen. Sie können das möglicherweise erreichen, indem Sie sich, wenn Sie in Trance sind, bei jedem Ausatmen gehen lassen, zehn Atemzüge lang. Sie können versuchen, sich selbst herunterzuzählen. Sie können sich auch vorstellen, einige Stufen hinunterzugehen oder in einem Aufzug abwärts zu fahren, bis Sie auf dem richtigen Stock-werk angekommen sind. Vielleicht ist es notwen-dig, die Trance zu vertiefen, um effektive Schmerz-kontrolle zu erreichen. Um aus der Trance nach dem gewünschten Zeitraum wieder heraus-zukommen, können Sie mit dem Aufzug wieder aufwärts fahren oder die Treppen wieder aufwärts steigen; Sie können sich selbst auch heraufzählen oder mit jedem Atemzug aufsteigen. Nehmen Sie sich für die Entwicklung Ihrer autogenen Fähigkei-ten Zeit; wenn Sie die Grundlagen nicht richtig trai-nieren, ist das Ergebnis möglicherweise enttäu-schend.

Bevor Sie mit dem autogenen Training beginnen, sollten Sie mit Ihrem Arzt oder einer anderen Per-son, die darüber Bescheid weiß, sprechen. Obwohl diese Methode für die meisten Menschen mit kei-nerlei Gefahr verbunden ist, gibt es psychologische Störungen und einige Formen von Epilepsie, die durch den Trancezustand verstärkt werden kön-nen. Er kann auch zu emotionaler Erregung führen. Wenn Sie zu Beginn weinen müssen, dann drückt das unter Umständen nur die Erleichterung des Loslassens aus; wenn jedoch das Weinen von unan-genehmen Gedanken oder Gefühlen begleitet ist, dann rühren Sie möglicherweise an Dinge, zu deren Bewältigung Sie Hilfe brauchen, und Sie sollten the-rapeutische Unterstützung in Anspruch nehmen.

Autogenes Training findet eine immer weitere Verbreitung. Inzwischen bietet der Buchhandel viel einschlägige Literatur an, die Ihnen weiterhelfen kann.

Meditation

›Progressive Muskelentspannung‹ (PME) führt im Körper zu physiologischen Veränderungen. Herzschlag, Atmung, Blutdruck und Muskeltonus sind in der Entspannung herabgesetzt. Autogenes Training hat ähnliche Wirkungen. Der Unterschied zwischen den beiden Methoden besteht darin, daß die progressive Entspannung Muskelbewegungen und konzentrierte Aufmerksamkeit einsetzt, während das autogene Training eine rein geistige, innere Technik ist. Ruhe und Konzentration können auf den Körper eine große Wirkung haben. Meditation in jeder Form ist eine solche Methode und kann somit ebenfalls nachhaltig auf körperliche Vorgänge wirken.

Es gibt viele verschiedene Formen der Meditation, aber allen gemeinsam ist die folgende Grundidee: die geistige Aktivität wegzulenken von ihren gewöhnlich betriebsamen, abschweifenden, logisch-analytischen Inhalten zu Dingen, die einen tiefen inneren Frieden erzeugen. Meditation wird schon seit sehr langer Zeit praktiziert und ist möglicherweise so alt wie der Mensch selbst. Sie war Bestandteil vieler Religionen, von den Lehren Buddhas bis zum frühen und gegenwärtigen Christentum. Im religiösen Leben führt Meditation nicht nur zu einem Gefühl tiefen Friedens, sondern kann auch geistige Erleuchtung ermöglichen. Ausdrücke wie ›das Nirwana erreichen‹, ›kosmisches Bewußtsein‹, ›tiefer innerer Kern des Selbst‹ oder ›Gott nahe sein‹ bezeichnen die durch Meditation gesuchten Zustände. Es handelt sich also um eine tiefe und bewegende Erfahrung, die sich von alltäglichen Gedanken deutlich unterscheidet.

Körperliche Veränderungen während der Meditation

Die Forschung hat gezeigt, daß alle durch PME und autogenes Training erzeugten körperlichen Veränderungen auch durch Meditation herbeigeführt werden können. Der Körper wird in einen schlafähnlichen Zustand versetzt, aber der Geist schläft nicht. Es ist ein paradoxer Zustand, der manchmal als ›wach, aber tief ruhend‹ beschrieben wird. Wiederum ist dieser Zustand PME, autogenem Training und Meditation gemeinsam. Die Mittel ihn zu erreichen sind verschieden, aber das Resultat ist dasselbe. Die regelmäßige Durchführung jeder dieser Übungen fördert die Gesundheit und ist ein wichtiger Bestandteil der Streß- und Schmerzkontrolle. Schmerz ist ein Stressor. Schmerz und externe Streßquellen sind miteinander verwandt, da sie im Körper, im Selbst und im Verhalten zu vergleichbaren Veränderungsmustern führen. Daraus folgt, daß der Einsatz einander ähnlicher Bewältigungsstrategien sowohl bei Schmerz wie auch bei Streß sinnvoll ist. Allen diesen Methoden ist gemeinsam, daß der Schlüssel zu ihrem Erfolg in der regelmäßigen Übung liegt. Diesbezüglich haben manche Meditationsformen einen Vorteil gegenüber den anderen Methoden, denn sie sind Teil eines Kultes oder Glaubens, und die Angehörigkeit zum Kult ermöglicht die Identifikation mit der Gruppe. Die Bindung an eine Gruppe und das Gefühl, an etwas Gutem und Mächtigem teilzuhaben, ist möglicherweise eine Bestärkung zur Weiterführung der Meditation, wogegen eine ähnliche Technik ohne diesen Hintergrund bereits aufgegeben worden wäre. Alles hängt davon ab, welche Bedürfnisse Sie haben und was für ein Mensch Sie sind. Da die Transzendentale Meditation weltweit Millionen von Anhängern hat, ist es wahrscheinlich, daß das Gefühl der Zugehörigkeit und die Unterstützung der Gruppe in vielen von uns ein grundlegendes Bedürfnis stillt. Anderen wird das quasi-religiöse Glaubenssystem nicht zusagen. Die Transzendentale Meditation (TM) ist eine Form der Mantrameditation, welche, wie die Objektmeditation, hier beschrieben wird. Es existieren viele Variationen der Grundidee – zu viele, als daß sie hier genau geschildert werden könnten –, aber die folgenden Beispiele vermitteln eine allgemeine Vorstellung über die Methode der Meditation.

Mantrameditation

Über die Benutzung von Mantras, oder Wörtern, in der Meditation gibt es einige Kontroversen. Manche glauben, daß das ›falsche‹ Mantra schädlich sein kann. In der TM wird beispielsweise jedem neuen Meditationsschüler vom Lehrer ein persönliches Mantra gegeben, das auf den Schüler zugeschnitten ist. Dies bedeutet nicht, daß jeder ein einzigartiges Mantra besitzt; das Mantra ist auf die allgemeinen Lebensumstände des Meditierenden zugeschnitten. Es gibt bestimmte Mantras für junge Menschen, andere für alte Menschen, und wieder andere für Menschen, die viel in der Welt unterwegs sind. In der TM sind Mantras Sanskritwörter ohne Bedeutung, so daß ihnen keine ablenkenden Assoziationen anhaften. Dies ist die Theorie; das kreative menschliche Gehirn produziert natürlich für fast alles Assoziationen, ob nun eine denotative Bedeutung vorhanden ist oder nicht. Mantras können Worte wie ›Schirrim‹ oder ›Aum‹ sein. Es wurden auch einige Untersuchungen über die Verwendung bedeutsamer Wörter wie ›Himmel‹ und ›Liebe‹ (positiv) oder ›Haß‹ (negativ) durchgeführt. Die meisten Versuchsteilnehmer berichteten, daß ihnen positive Wörter ein gutes, negative Wörter dagegen ein schlechtes Gefühl gaben, aber es gab auch einige merkwürdige Teilnehmer, welche die negativen Wörter bevorzugten...

Die Konsequenz aus all dem lautet: Finden Sie ein Wort, das Ihnen zusagt. Versuchen Sie mit einem neutralen, bedeutungslosen oder positiven Wort zu meditieren. Wenn es Ihnen zu tiefer körperlicher Entspannung und geistiger Ruhe verhilft, und Sie sich danach gut fühlen, dann bleiben Sie dabei. Wenn Sie sich beim Gebrauch des Wortes körperlich nicht entspannen können, Ihre Gedanken ins Dunkle und Traurige abwandern und Sie sich anschließend schwer oder traurig fühlen, verändern Sie das Wort.

Machen Sie es sich, wie bei allen Methoden, zunächst bequem. Setzen Sie sich in entspannter Haltung in einen Lehnstuhl oder auf den Boden. Sorgen Sie dafür, daß das Zimmer ruhig, gut durchlüftet und weder zu warm noch zu kalt ist. Wählen Sie eine Zeit, in der Sie wahrscheinlich nicht gestört werden, oder sagen Sie Bescheid, daß Sie für mindestens 15 Minuten nicht gestört werden möchten. Lockern Sie enge Kleidung, und entfernen Sie alles, was Sie ablenken könnte. Beginnen Sie jetzt, sich das gewählte Wort still zu wiederholen. Lassen Sie sich Zeit. Hören Sie auf den Klang, den das Wort in Ihrem Geist hinterläßt, aber versuchen Sie nicht, es zu analysieren oder darüber nachzudenken. Fahren Sie einfach damit fort, es sich selbst zu wiederholen. Machen Sie sich keine Sorgen, wenn Ihre Gedanken abwandern. Das wird am Anfang immer der Fall sein. Lassen Sie Ihre Gedanken wandern, und wiederholen Sie sich dann wieder das Mantra. Während Sie damit fortfahren, wird Ihre Aufmerksamkeit nach innen und tiefer gelenkt werden, auf stillere geistige Ebenen. Das wache Bewußtsein wird langsam einem Zustand weichen, in welchem der Geist ganz still und ruhig ist, aber nicht schläft. Das Bewußtsein wird erhöht sein, aber in sich selbst ruhen. Bei den ersten Übungen wird es Ihnen mit jeder Meditation besser und schneller gelingen, den gewünschten Zustand zu erreichen. Wenn Sie einmal pro Tag (oder besser zweimal – morgens und abends) 15 Minuten lang diese Übung durchführen, so bedeutet das eine gesunde Erholungspause für Ihren Geist und Körper. Erfahrene Meditierende erholen sich besser von streßhaften Reizen als nichtmeditierende Menschen, und sie zeigen auch zu Zeiten, in denen sie nicht meditieren, im EEG (Hirnstrommessungen) Anzeichen entspannter, vertiefter Aufmerksamkeit. Die Einflüsse regelmäßiger Meditation reichen über die Zeit hinaus, in der meditiert wird, und erzeugen Reaktionsveränderungen, die für die Streß- und Schmerzkontrolle von Bedeutung sind.

Objektmeditation

Manche Menschen haben eine sehr gute bildliche Vorstellungskraft, sie sind ›Visualisierer‹. Sie können vor ihrem geistigen Auge Bilder entstehen lassen, und sie benutzen diese Bilder und erfreuen sich an ihnen. Wenn Sie ein ›Visualisierer‹ sind, sagt Ihnen die Mantrameditation vielleicht zu, vielleicht aber auch nicht. Im letzteren Fall, oder wenn es Ihnen schwerfällt, ein Wort zu benutzen, das nicht mit Bildern assoziiert ist, könnte die Objektmeditation besser zu Ihnen passen. Sie können ein wirkliches oder ein vorgestelltes Objekt benutzen. Suchen Sie sich ein Objekt mit angenehmen Assoziationen − eine Rose, ein Blatt, einen Kieselstein oder eine Muschel, ein schönes Tuch, eine Kerzenflamme, eine Vase oder eine Skulptur. Machen Sie es sich wie immer zunächst bequem, und entspannen Sie sich. Atmen Sie eine oder zwei Minuten lang gleichmäßig und leicht, und beginnen Sie dann mit der Betrachtung des ausgewählten Objekts. Eine Rose mag als Beispiel dienen. Richten Sie zunächst Ihre Aufmerksamkeit auf die Farbe. Absorbieren Sie das tiefe Rot, und lassen Sie sich von ihm absorbieren. Versuchen Sie nicht, bewußte Assoziationen oder Urteile herzustellen, lassen Sie sich einfach von der roten Farbe einhüllen, wie von einer sanften Wolke. Während sich das tiefe Rot um Sie verbreitet, beginnen Sie, auf den Duft der Rose zu achten. Atmen Sie den Duft der Rose ein, sanft und langsam, wieder und wieder. Tiefes Rot ist um Sie, süßer Duft in Ihnen. Halten Sie daran fest, so lange Sie können, und achten Sie dann auch auf die Beschaffenheit der Blumenblätter. Weich, geschmeidig und samtig. Stellen Sie sich dieses Samtige auf

Ihren Fingerspitzen vor, lassen Sie dann Ihre Finger über die Blätter gleiten, und anschließend die ganze Hand. Lassen Sie das samtige Gefühl langsam in Ihre Arme und Schultern, Ihr Genick und Gesicht, Ihren ganzen Körper fließen. Die Farbe, der Geruch und das Anfühlen der Rose haben Sie absorbiert. Sie sind die Rose. Halten Sie daran fest, solange Sie das Bedürfnis danach haben, und ziehen Sie sich dann langsam zurück und weg von der Vorstellung.

Mit dieser kurzen Beschreibung erhalten Sie eine Vorstellung davon, in welche Richtung Sie in der Objektmeditation arbeiten können. Sie werden hier wie bei der Mantrameditation üben müssen, bis Sie die Stufe der tiefen, entspannten Aufmerksamkeit erreichen können, welche es Ihnen ermöglicht, von Ihrem Objekt völlig absorbiert zu werden. Dann können Sie sich von Ihrem Körper und seinen Beschwerden, auch den Schmerzen, lösen.

Zu Beginn wird Ihre Aufmerksamkeit unvermeidlich wandern, und Sie werden den gewünschten Zustand nur für enttäuschend kurze Zeiträume halten können. Machen Sie sich darüber keine Sorgen. Dies ist eine Technik wie jede andere; anfänglich wird Ihre Leistung unsicher und fehlerhaft sein, sich aber mit der Zeit und durch Übung verbessern.

Musik als Hilfsmittel

Musik kann in der Meditation eine große Hilfe sein. Dies ist eine Frage des persönlichen Geschmacks. Wenn Sie Musik mögen, und Musik in Ihnen bestimmte Stimmungen auslöst und aufrechterhält, dann sollten Sie ihre Verwendung in der Meditation ausprobieren. Suchen Sie sich ein ruhiges und schönes Musikstück aus, welches auch lange genug ist, so daß Sie den meditativen Zustand mehrere Minuten lang halten können, wenn Sie geübter werden. Wie bei der Mantra- und der Objektmeditation geht es darum, sich völlig in den betrachteten Gegenstand zu vertiefen, ganz unkritisch. Es ist wichtig, eine angenehme Lautstärke einzustellen; weder sollten Sie sich anstrengen müssen, die leisen Passagen zu hören, noch durch die lauten Stellen überwältigt werden. Entspannen Sie sich, machen Sie es sich bequem, und lassen Sie sich dann von der Musik einhüllen. Vielleicht erzeugt die Musik eine Reihe von Bildern in Ihrem Geist, oder Ihr Geist bleibt ruhig und nur die Musik ist vorhanden. Das ist nicht wichtig. Entscheidend ist das Loslassen in die Richtung, in welche die Musik Sie trägt.

Eines der wichtigsten Dinge zum befriedigenden Meditieren ist es herauszufinden, was zu Ihnen paßt. Lassen Sie sich zunächst von Ihrem Gefühl für das Richtige leiten. Sie können am besten entscheiden, ob ein Mantra, ein Objekt, Musik oder etwas anderes, das hier nicht beschrieben wurde, für Sie das Richtige ist. Sie werden die besten Ergebnisse mit etwas erzielen, womit Sie sich wohl fühlen. Lassen Sie sich zum zweiten von der Wirkung, welche die Meditation auf Sie hat, leiten. Sie sollte Ihnen das Gefühl des Wohlseins, der Stärke und des Friedens geben. Wenn Sie sich nach der Meditation schwer, düster oder unwohl fühlen, versuchen Sie eine andere Form der Meditation oder überhaupt eine andere Methode. Holen Sie, wie beim autogenen Training, ärztlichen Rat ein, bevor Sie beginnen; Meditation kann für manche Menschen mit psychischen Erkrankungen oder bestimmten Formen von Epilepsie schädlich sein.

Visuelle Vorstellung (Imagination)

Einige Formen bildhaften Vorstellens wurden bereits in den Kapiteln über autogenes Training und Meditation beschrieben. Auch in der PME wird nach den leichten körperlichen Übungen oft eine friedliche Szene in die Vorstellung gerufen, um die Entspannung zu fördern und den Geist zu beruhigen. In diesem Kapitel geht es jedoch um eine besondere Form der visuellen Vorstellung, die mehr und mehr in der Heilbehandlung, vor allem mit Krebspatienten, und in einigen Hypnotherapien eingesetzt wird. Bei dieser Form der Vorstellung wird im Geist das Problem bildhaft aufgebaut und dann geistig gelöst. So stellte sich z. B. eine Patientin ihren rasenden Puls als eine zu schnell arbeitende Pumpe vor. Als sie die Pumpe klar vor Augen hatte, fügte sie dem Bild einen großen Drehknopf hinzu, der langsam gedreht werden konnte, um die Pumpgeschwindigkeit zu vermindern. Eine Krebspatientin stellte sich ihren Tumor als einen ›Klumpen gräßlichen Hackfleischs‹ vor, und beschwor dann Legionen hungriger weißer Blutkörperchen, die nach und nach das Hackfleisch vertilgten. Ein weiterer Patient mit hohem Blutdruck stellte sich einen Kessel unter zu hohem Druck vor, an welchem er ein Sicherheitsventil öffnen konnte, bis der Druck langsam nachließ. Natürlich genügt es nicht, diese Dinge zu denken. Sie müssen als geistige oder innere Übungen durchgeführt werden, nachdem PME oder autogenes Training eine deutliche physiologische Beruhigung bewirkt haben.

Der Stellenwert visueller Vorstellung

Welches ist der Stellenwert visueller Vorstellung? Bis jetzt gibt es darüber keine wissenschaftlichen Untersuchungen. Alles, was wir bis jetzt haben, ist die begeisterte Einschätzung der Effekte von einer kleinen Anzahl von Patienten. Autogene Verfahren, PME und Meditation dagegen wurden untersucht, und es zeigen sich zwei Hauptergebnisse:

■ Meßbare Veränderungen im Blutdruck, Puls, der Atmung und dem EEG (Messung elektrischer Gehirnaktivität). Diese Veränderungen gehen in Richtung physiologischer Beruhigung der Körperfunktionen, verbunden mit einem Bild der Wachheit im EEG; dies entspricht dem wachen, doch tief entspannten Zustand oder der völlig absorbierten Aufmerksamkeit. Regelmäßige Übung zeigt Langzeiteffekte wie geringere Anfälligkeit gegenüber und schnellere Erholung von Streß, und mehrere Studien haben gezeigt, daß die Ausübung der einen oder anderen Methode das Herzinfarktrisiko signifikant vermindert; auch eine langanhaltende Senkung zu hohen Blutdrucks konnte gezeigt werden. Auch Beschwerden, bei denen Schmerz ein wesentlicher Faktor ist, wie Probleme mit dem Rücken, Muskel- und Gelenkschmerzen, einige Formen von Migräne und anderen Kopfschmerzen konnten durch regelmäßige Entspannungsübungen gebessert werden, und es wird von weniger Schmerzanfällen und geringerem Bedürfnis nach Schmerzmitteln berichtet. Hier handelt es sich um Langzeiteffekte.

- Viele Ärzte berichten bei Patienten mit nervösen oder psychosomatischen Störungen von verbessertem Allgemeinbefinden, oft verbunden mit einer Beendigung der Arzneimittelabhängigkeit nach langen Jahren des Gebrauchs. Es werden vermehrt Kurse für autogenes Training angeboten, z. B. an den Volkshochschulen, und Meditation wird empfohlen bei Beschwerden wie Schlaflosigkeit, Reizblase und Kopfschmerzen sowie bei Nikotin-, Alkohol- oder Beruhigungsmittelabhängigkeit.

Es ist also deutlich, daß verschiedene Entspannungstechniken starke positive Effekte zeigen. Entspannungsmethoden werden auch regelmäßig mit Patienten (stationär und ambulant) geübt, die aus Schmerzkliniken im ganzen Land kommen und Hilfe bei der Schmerzkontrolle suchen. In diesen Fällen kann das Spektrum der Schmerzursachen von Narben über Rückenschmerzen bis zu Krebs reichen, auch unerklärliche chronische Schmerzen, die schon erwähnt wurden, kommen vor. Art und Ursache der Schmerzen sind nebensächlich. Was zählt, ist die Tatsache, daß ein Teil der Patienten, auch solche mit weit fortgeschrittenem Krebs, mit diesen Methoden in der Schmerzkontrolle erfolgreich war. Das diesen Patienten Gemeinsame scheint die Fähigkeit zu entspannter, tiefer Aufmerksamkeitskonzentration zu sein, die sie zu einem hohen Grad entwickelt haben. Warum visuelle Vorstellung anstatt anderer Methoden?

Es mag keine Gründe geben, die visuelle Vorstellung als anderen Methoden überlegen zu empfehlen, außer daß manche Menschen sie bevorzugen und als nutzbringender einschätzen. In einem gewissen Sinn wird mit ihr direkter als bei anderen Methoden versucht, den Kontakt mit dem Körper und seinen Störungen herzustellen. Diese Methode gibt vielen Menschen das Gefühl, die Vorgänge in ihrem Inneren besser kontrollieren zu können, und ist konkreter als ein Mantra oder das Bild einer Rose. Während des Versuchs wird man feststellen, ob es eine bessere Technik ist als die anderen oder nicht. Im Moment ist die Hauptempfehlung die Begeisterung derer, die sie erfolgreich eingesetzt haben, und da sie ein Teil des Entspannungsverfahrens ist, hat sie auch den positiven Nutzen desselben.

Dies sind gute Gründe dafür, diese Methode hier für diejenigen darzustellen, die glauben, sie sei das Richtige für sie.

Der Einsatz visueller Vorstellung

Als erstes müssen Sie sorgfältig und ruhig über Ihre Schmerzen nachdenken und ihr genaues Wesen erforschen. Wie sind sie? Sind es dumpfe Schmerzen oder sind sie stechend; oder sind sie tief pulsierend? Schreiben Sie sich einige Adjektive auf, die hilfreich sein könnten. Wie groß ist die schmerzende Körperstelle? Wie tief gehen die Schmerzen? Hat die Stelle eine bestimmte Form? Ist sie geschwollen oder schwammig? Fühlt sich der betroffene Körperteil schwer, heiß, spröde oder angespannt an? Wie fühlen Sie sich damit?

All dies ist notwendig, damit Sie sich für sich selbst ein klares Bild der Schmerzen machen können. Als nächstes könnten Sie versuchen, ein Bild davon zu zeichnen.

Wenn Sie Ihre Schmerzen sorgfältig erforscht und sich ein Bild davon gemacht haben, besteht der nächste Schritt darin zu entscheiden, was zu verändern ist. Wenn Sie z. B. Ihre Schmerzen als eine spitze Nadel sehen, die in Ihnen steckt, dann könnte die Vorstellung, sie herauszuziehen, helfen. Auch die Idee, die Nadel abzustumpfen oder ihr Ende abzudecken, könnte von Nutzen sein. Auch die Vorstellung von Flüssigkeit, welche das die Nadel umgebende Gewebe umspült, kann hilfreich sein. Wenn Sie die Schmerzen als straffes Band sehen, brauchen Sie ein Werkzeug, es zu lockern. Heiße, angespannte Schmerzen könnten mit Eis oder einem kühlen Bad bekämpft werden. Es liegt an Ihnen, sich eine wirksame Erleichterung vorzustellen.

Wenn Sie das Bild der Schmerzen und des Gegenmittels klar vor Augen haben, ist es nötig, daß Sie eine der hier beschriebenen Entspannungstechniken erlernen und vervollkommnen. Sie können PME, autogenes Training oder Meditation wählen – je nachdem, welche Methode Sie am nützlichsten finden. Sie werden so lange üben müssen, bis es Ihnen möglich ist, Ihren Körper so zu entspannen, daß Sie ihn kaum noch bemerken, und Ihren Geist so ruhig zu stellen, wie er zwischen Wachen und Schlafen ist: also die Versenkung in einen Trancezustand. Wenn Sie diesen Zustand leicht und konsequent erreichen können, richten Sie Ihre Aufmerksamkeit auf den schmerzenden Körperteil und betrachten Sie den Schmerz so, wie Sie es vorbereitet haben. Lassen Sie das Bild sich gut und deutlich entwickeln, und bringen Sie dann den Mechanismus zur Abhilfe in Ihre Phantasie. Gehen Sie langsam vor, und versuchen Sie nicht, alles auf einmal zu erreichen. Eine erfolgreiche Dämpfung des Schmerzes ist besser als ein mißglückter Versuch, ihn völlig zu beenden. Bauen Sie jeden Tag auf kleinen Erfolgen auf. Üben Sie regelmäßig, und bereiten Sie sich jedes Mal durch sorgfältige Entspannung vor.

Indirekte Vorstellung

Vielleicht finden Sie es am einfachsten, Ihre Schmerzen als Nadel, elektrischen Strom, Schraube, Felsen oder ähnliches zu ›sehen‹. Dann brauchen Sie ein geeignetes Gegenmittel, um dagegen anzugehen. Der Inhalt Ihrer Phantasie ist nicht von Bedeutung, solange er nur Ihren Schmerz für Sie überzeugend darstellt, und Sie brauchen dieses Phantasiebild niemandem mitzuteilen, wenn Sie es nicht wünschen. Versuchen Sie, es nicht zu kompliziert zu machen, damit Sie es sich klar vorstellen können. Sie sollten es auch vermeiden, sich ein komisches Bild vorzustellen, da Lachen eine Reaktion ist, die vermieden werden sollte. Hier ist ein Beispiel für ein Bild bei periodisch auftretenden Schmerzen:

Es fühlt sich an, als läge ein breites, dehnbares Band um meinen Bauch, mit scharfen Metallstücken an der Innenseite, die nach innen und unten gerichtet sind. Zu Beginn spüre ich ein leichtes Spannungsgefühl rund um meinen Rücken und Bauch, dann wird das Band langsam enger, und das Metall sticht in meinen Körper, tiefer und tiefer. Es ängstigt mich, und wenn der Schmerz am größten ist, weine und schwitze ich. Nach einer Weile vergeht der Schmerz, aber ich weiß, daß er wiederkommen wird. Früher habe ich mich hilflos gefühlt, aber das ist jetzt nicht mehr der Fall, denn wenn ich das straffe Band spüre, stelle ich mir ein paar Arme mit großen, starken Händen und Fingern vor. Stark, aber sanft. Ich lasse die Hände unter das Band gleiten, sie sind zwischen dem Band und meinem Bauch. Die äußeren Finger ruhen auf dem Oberrand meines Beckens, die Daumen berühren sich fast in der Mitte. Wenn sich das Band zuzuschnüren beginnt, ziehen die kräftigen Hände langsam nach außen, dem Druck entgegen. Es ist schwere Arbeit, sie ziehen zu lassen, aber ich kann es tun. Ich kann ihnen die Stärke geben, das enger werdende Band von mir wegzuziehen und das Metall nicht länger in meinen Körper stechen zu lassen. Wenn das Enge-Gefühl nachläßt, entspannen sich die Hände und sammeln Kraft für das nächste Mal. Es sind meine Hände. Meine Stärke besiegt den Schmerz.

Direkte Vorstellung

Manche Menschen werden die indirekte Vorstellung als unwirklich und ablenkend empfinden, aber trotzdem die visuelle Vorstellung benutzen wollen. Für sie ist es vielleicht besser zu versuchen, sich ein geistiges Bild davon zu machen, wie es im Körper wirklich aussieht. Es gibt zahlreiche ›Atlanten‹ und medizinische Bücher mit genauen Farbzeichnungen von ganzen Organkomplexen bis zu einzelnen

Nervendigungen und Blutgefäßen. Sie müssen sich etwas Ihren Schmerzen Entsprechendes aussuchen. Sie benötigen vielleicht z. B. das Bild eines arthritischen Kniegelenks, oder eines Blutgefäßes im Gehirn mit Dehnungsrezeptoren, die ›Schmerz‹ signalisieren, wenn sich das Gefäß ausdehnt. Suchen Sie sich etwas Passendes, von dem Sie sich angesprochen fühlen. Machen Sie sich mit dem Bild gut vertraut, so daß Sie es sich vorstellen können, wenn Sie wollen. Finden Sie den entsprechenden Körpermechanismus heraus, um den Schmerz zu bekämpfen. Es können wohltuende Körperflüssigkeiten sein, welche die betroffene Stelle umspülen. Es können Endorphine sein, die vom Nervensystem produzierten körpereigenen Schmerzmittel. Bauen Sie sich wie bei der indirekten Vorstellung ein überzeugendes und beherrschbares Bild für sich selbst auf, und benutzen Sie es regelmäßig in tiefer Entspannung.

Stärkung des Ichs

Welche Methode Sie auch benutzen mögen, erinnern Sie sich daran, daß Sie an einem mutigen Experiment teilnehmen und nur zur Verfügung haben, was aus Ihnen selbst kommt. Es wird harte Arbeit sein. Sie werden nicht immer alles richtig machen, und es wird unausweichlich Augenblicke geben, in denen Sie sich schlecht oder müde fühlen, oder die Schmerzen stark sind, besonders am Anfang. Es ist wichtig, sich ein Verfahren zurechtzulegen, um dies zu bewältigen, denn es ist entmutigend und deprimierend, eine Übung mit einem offenkundigen Versagen zu beenden. Sie könnten z. B. sich selbst und dem Schmerz Punkte zwischen eins und zehn geben. Wenn der Schmerz einmal eine höhere Punktzahl erreicht als Sie selbst, dann fordern Sie Revanche, wenn Sie sich stärker fühlen, und geben Sie sich immer eine gute Unterstützung. Wir alle beherrschen die Selbstbezichtigung und halten uns nur zu oft unsere Fehler und Schwächen vor. Machen Sie damit Schluß, wenn Sie zu Schuldgefühlen neigen, es schadet nur. Beenden Sie eine Entspannungsübung (mit oder ohne visuelle Vorstellung) immer damit, daß Sie sich gut zureden, ob die Übung nun erfolgreich war oder nicht. Zählen Sie sich Ihre guten Seiten auf. Denken Sie daran, wie gut Sie mit allen Problemen fertig werden. Finden und benutzen Sie Ihre persönliche Quelle der Kraft; sie mag von Ihnen oder Ihrem Gott kommen. Ihr Selbstwertgefühl ist lebenswichtig – pflegen Sie es! Wenn Sie sich nicht wichtig sind, warum sollten Sie dann versuchen, Ihre Schmerzen zu bekämpfen? Sie könnten sich weiter darunter leiden lassen, warum nicht?

Register

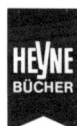
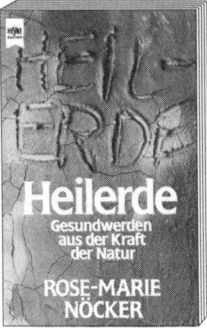
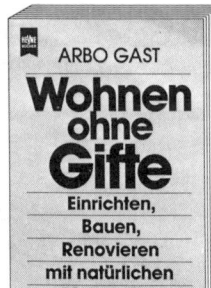
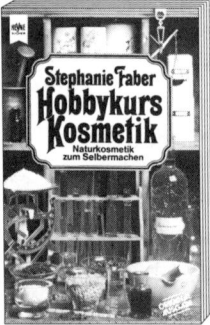
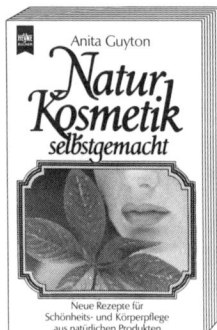
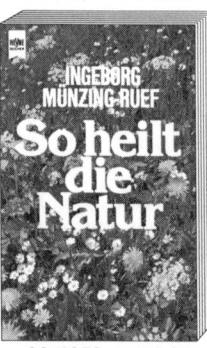
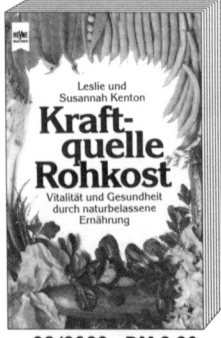
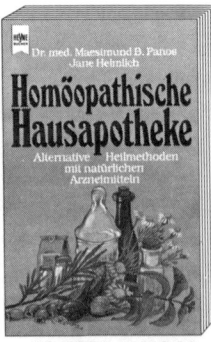
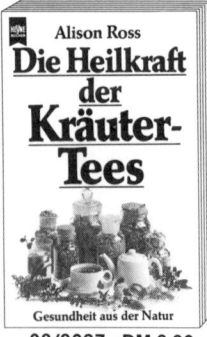